Het meeste gaat vanzelf over..., tenzij de dokter er op tijd bij is!

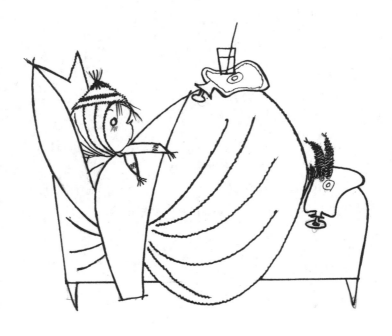

Het meeste gaat vanzelf over..., tenzij de dokter er op tijd bij is!

Columns van Hans van der Voort

Uit: Huisarts en Wetenschap, 2008 - 2011

Illustraties van Fiep Westendorp

Bohn Stafleu van Loghum
Houten 2011

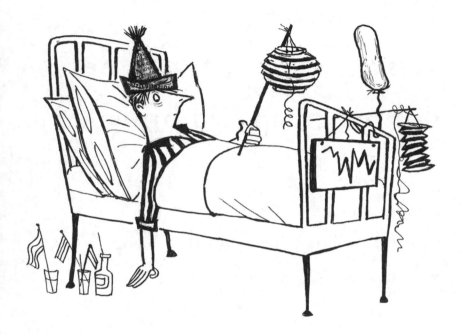

© Tekst: Hans van der Voort, 2011
© Illustraties: Fiep Amsterdam bv;
Fiep Westendorp Illustrations

Uitgave: Bohn Stafleu van Loghum
Vormgeving: Wietske Lute
Met dank aan: Ans Stalenhoef,
Hans Schlick, Gioia Smid

Dit boekje bevat een selectie uit de
columns die verschenen in Huisarts
en Wetenschap.

ISBN 978 90 313 9170 7
NUR 870

Inhoud

Hé, de premies stijgen...!?

Dit stukje schrijf ik in het holst van de nacht in een erg warm land. De slapeloosheid van thuis reisde natuurlijk gewoon mee in de koffer. Lekker tussen
de stapeltjes kleren die ik altijd weer meeneem en die ik na afloop van de
vakantie niet gebruikt maar wel gekreukeld in de kast terugleg. Nou vind ik
slapeloosheid thuis geen, maar in den vreemde wel een probleem. Dat ik – nu
eenmaal toch wakker - met een koel glaasje wijn op het terras naar de uilen wil
luisteren, blijkt inmiddels een miljard muggen te weten. De tv braakt alleen on-
verstaanbare of, erger nog, Duitse programma's uit. Het boek over de vreselijke
situatie van vrouwen in Afghanistan is weliswaar prachtig, maar geen optie voor
zo'n nacht alleen. En de dingen die je nu mooi even zou kunnen afmaken, heb
je nou net weer níet ingepakt.
Blijft alleen de laptop over. Omdat ik de avond ervoor het geluid niet heb
uitgezet, schalt de onvermijdelijke Windows-tune tot onvrede van de wakker
schrikkende geliefde door de vakantiewoning. Maar daarna ligt de wereld en
vooral het nieuws uit Nederland aan mijn voeten.

De miljoenennota is net gepresenteerd. Te links volgens rechts en te rechts volgens links. Dan lijkt het me in het midden comfortabel toeven. De zorgpremies
gaan met zeker € 150,- omhoog. Dat blijkt politici te verbazen en dat verbaast
mij nou weer. Zodra de zorg vraaggestuurd wordt, wordt natuurlijk ook de vraag
met zorg gestuurd. Je wilt marktwerking of je wilt het niet.
Wat ik alleen niet begrijp, is dat de aantrekkingskracht van de medische wereld
zo groot is; dat de romantiek en de charme van vaak overbodige (kom jongens,
laten we wel wezen) ingrepen en onderzoeken zó groot blijft; dat alle negatieve
medische publiciteit de vraag maar niet tempert. Er zijn jaarlijks zeventienhon-
derd vermijdbare doden, operatiepatiënten vliegen op de tafel in brand of de
hele afdeling gaat in vlammen op, in sommige ziekenhuizen ritselt het van het
microscopisch ongedierte waartegen onze antibiotica (met dank aan de artsen
uit Zuid-Europa) niet meer zijn opgewassen, plastisch chirurgen maken van
mooie jonge meisjes verlittekende maskers, assistenten in ziekenhuizen zijn te
overbelast om hun werk goed te doen, en de verpleegkundigen zeggen voor de
veiligheid in ziekenhuizen niet meer te kunnen instaan.
Je zou verwachten dat patiënten, als de huisarts hun een verwijsbrief wil geven,

op hun knieën vallen en die van de dokter omvatten met de smeekbede: 'Dokter, alstublieft, doe met me wat u wilt, maar stuur mij NIET naar het ziekenhuis!' Niks daarvan. Ze zwaaien met de verwijsbrief alsof het het winnende lot in de staatsloterij betreft.

De huisarts was altijd de (t)rots in de branding als het om terughoudendheid ging. En dat vaak tegen het eigen belang in. Maar in het nieuwe stelsel heeft de huisarts er alle baat bij om de patiënt bij zich te houden.
Doe dat dan ook! Probeer de dingen desnoods in tien vervolgconsulten uit te leggen, verspreid artikelen over medische fouten opvallend in de wachtkamer, overdrijf de pijn van de onderzoeken en zeg dat u het zelf nóóit zou laten doen. En als u tóch een verwijsbrief schrijft, zucht dan heel diep en zeg: 'U moet het zelf maar weten.' Dat alles legt u geen windeieren, de patiënt wordt of blijft er beter van en ik krijg over enkele jaren veel meer dan € 150,- terug omdat de kosten zo zijn meegevallen.
Dat is nou wat ze tegenwoordig een win/winsituatie noemen!

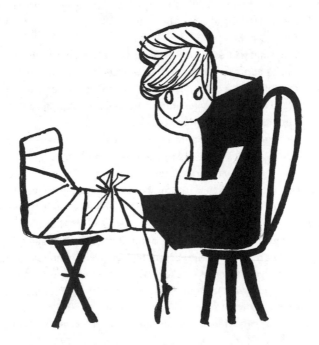

Mag het een inchje meer zijn?

Omdat het mijzelf almaar niet goed lukte, heb ik mijn computer thuis 'hermetisch voor Spam laten afsluiten' door een deskundoloog. Van zo'n man kan ik stapelgek worden. Om te laten zien hoe dubbel en dwars hij zijn dikke voorrij- en uurtarief waard is, laat hij in een moordend tempo getallen en formules over het scherm schieten. Ik heb die types nu vaak genoeg meegemaakt om honderd procent zeker te weten dat zij minstens driekwart van hun tijd (en mijn geld!) bezig zijn met het weer ongedaan maken van wat zij zo schielijk en onvoorzichtig allemaal aan fouten hebben veroorzaakt. Als er nog iets is, hoef ik maar te bellen...

Natuurlijk blijkt er de dagen daarop 'nog iets te zijn'. Ik word namelijk nog iedere dag meerdere keren per mail gewezen op de mogelijkheid alle - maar dan ook werkelijk álle - vrouwen om mijn vingers te winden. Het enige wat ik daarvoor hoef te doen, is ingaan op het aanbod enkele inches aan mijn geslacht toe te voegen. Ik heb vele nachten getobd over de vraag waarom die aanbieders dachten dat zulks voor mij een heet hangijzer zou zijn. Intussen heb ik begrepen dat ik het te persoonlijk opvatte, want ik krijg nu ook allerlei aanbiedingen voor Terraspalmen en Terrasheizungen, en die heb ik ook al.

Die enorme aandacht voor de methoden om van alles te verlengen, te vergroten, weg te nemen of in te korten, bevreemdt mij overigens bovenmate. Mijn vrouw, die altijd langer bij de kapper zit dan ik, zorgt met de daar verworven kennis uit de roddelbladen voor extra ondertitels bij tv-beelden. Ze vermeldt bij iedere bekende figuur wat er gelift, gebotoxt, weggezogen of aangeplakt is. Ik verdenk haar er soms van dat zij mijn geest langzaam rijp wil maken voor een enkel ingreepje aan haar eigen lijf. Mijn commentaar op de bewerkten is echter zo nietsontziend dat ik hoop dat haar daardoor de moed in de schoenen zal zinken. Dames die ik voor mijn (infame) geestesoog gaarne in een nat T-shirt fantaseerde, doen mij opschrikken omdat ze ineens een vlak, nietszeggend masker blijken te dragen. Of ze hebben van die volkomen onnatuurlijke bolle borsten, die geen mens serieus neemt, dan wel een opvulling van de wangzakken waardoor ze het meest lijken op eekhoorns die zojuist een EU-opslagloods met overtollige beukennootjes hebben ontdekt. In Amerikaanse talkshows krijgen sufgeopereerde leeftijdloze spoken staande ovaties omdat ze al 75 zijn...

Nou ja, de moderne tijd, kun je dan zeggen. Je kunt het krijgen zoals je het hebben wilt. Wij kopen tenslotte doorlopend allerlei spullen die we heel erg niet nodig hebben.

Maar... het zijn wel artsen die zich hiervoor lenen. Die moeten toch ook (diep van binnen?) dezelfde reactie hebben als gewone mensen: je gaat toch niet snijden in een lichaam waar niets aan mankeert?! Waarom schrijven en roepen niet veel meer medici dat hun professie en hun eed daarvoor niet bedoeld zijn? Waarom zeggen huisartsen niet openhartig in de spreekkamer dat ze het onzin vinden als een leuke jongen zegt nóg leuker te willen worden door zijn neus drie graden naar links te laten verplaatsen? En waarom wordt er niet meer ruchtbaarheid gegeven aan de "tegenvallende ingrepen"?

Met ons begrip voor dit soort idiote trends bewijzen wij niemand een dienst. Gewoon uitlachen en zeggen dat we het bespottelijk vinden, recht in hun gezicht, zoals we achter hun rug wél doen. Dan blijven we zelf geestelijk gezond en zetten we mensen met herstelplannen hopelijk aan het denken!

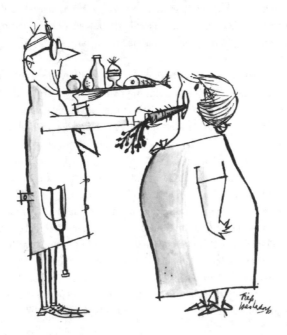

Medische missers...

Tot grote ergernis van mijn huisgenoten ben ik een zap-fan. Dat betekent dat ik zowel de intriges van de detective, het scoreverloop van Ajax-Feyenoord als de highlights van een paar informatieve programma's tegelijk probeer te volgen. Nadeel is natuurlijk wel dat in de detective regelmatig figuren opduiken die ik niet eerder heb gezien en van wie ik dus niet weet of achterdocht jegens hen geboden is. Evenmin kan ik meepraten over het luchtje van buitenspel dat kennelijk hing aan het doelpunt van Feyenoord dat ik net wél meepikte. En het betekent ook dat ik van de informatieve programma's slechts hapsnap iets meekrijg. Meestal is dat genoeg omdat het toch allemaal meer-van-hetzelfde is.

Zo zag ik onlangs twee trotse auteurs hun jongste boek aanprijzen over medische missers. Ik viel er midden in, maar juist op tijd om de gespreksleider te horen vragen: 'En wat zijn dat zoal voor fouten?' Nonchalant als een goochelaar door het boek bladerend, zei een van de auteurs: 'Meer dan de helft zijn fouten van huisartsen die te laat hebben doorverwezen.' De aanwezigen aan tafel en het omringende publiek knikten instemmend: ja, het zal ook eens niet zo zijn!
Misschien is het wel een heel goed boek, waarin werkelijk aangetoonde medische fouten ten nutte van verbeteringen worden beschreven. Misschien is mijn argwaan onterecht. Maar toch zat het gemak waarmee de helft van de fouten werd samengevat en ontvangen me niet lekker.
Door medisch handelen dat noodzakelijkerwijs aan mij verricht wordt, verkeer ik de laatste tijd nogal eens onder patiënten in wachtkamers van ziekenhuizen. En altijd valt mij weer op hoe eenzijdig er over 'de fouten' wordt gesproken. De specialisten hebben alles uit de kast gehaald om er nog iets van te maken, maar ja, als de huisarts je zo laat doorverwijst, begin je al met een enorme achterstand!
Ik heb tijdens vele verjaardagen en andere (familie)bijeenkomsten mijn lesje al honderd keer geleerd en weet intussen dat ik mij erg impopulair maak door serieus op allerlei medische borrelpraat in te gaan. Vraag me niet waarom ik het nog altijd niet kan laten, want voordelen heeft het niet, of het moest zijn dat ik steeds minder voor verjaardagen gevraagd word... Ook in de wachtkamer staat de prediker in mij weer op en kan ik het niet nalaten hardop vraagtekens

te zetten bij allerlei gememoreerd en door de toehoorders met gesis begeleid wangedrag van huisartsen.

Hoe komt het toch dat het 'de huisartsenwereld' in al die jaren niet is gelukt om veel systematischer de typische huisartsenaanpak aan de man/vrouw te brengen? "Ja, mevrouw", betoog ik in die wachtkamer, "U heeft gelijk. 'Als de huisarts in een vroeg stadium die neef van u met hoofdpijn had doorgestuurd, was het allemaal anders gelopen. Maar als de huisarts dat bij dergelijke symptomen altijd zou doen, dan zou er nog wel meer héél anders verlopen! Als wij met z'n allen zouden besluiten dat er altijd zekerheid moet zijn, dan moet er bij alle gewone symptomen het hele onderzoeks- en diagnosearsenaal tegenaan gegooid worden. Dan mogen ze de policapaciteiten wel met 1000 procent verhogen. Maar bovenal, eerst worden dan heel veel mensen met gewone hoofdpijn onnodig in het ziekenhuis onderzocht én soms behandeld! Vervolgens ziet de neuroloog zóveel hoofdpijnpatiënten die niets mankeren, dat hij zich vanzelf als een huisarts gaat gedragen: met die symptomen lijkt het mij niet nodig u nader te onderzoeken... En dús 'mist' vervolgens de neuroloog van tijd tot tijd een diagnose. Dat zijn geen fouten, that's all in the game, zoals wij dat onderling hebben afgesproken.' U moest me eens hóren...!

Maar ik denk dat ik zelf het antwoord wel weet op mijn eerdere vraag waarom het huisartsen niet lukt om hun beleid systematischer te verdedigen. Het gaat natuurlijk om het nutteloze van de statistische wetenschap dat aan 800 patiënten met een bepaalde aandoening iets onnodigs wordt gedaan om ervoor te zorgen dat nummer 801 niet dood gaat. Want het vervelende is: als je een stukje zit te schrijven zie je de grote getallen maar zodra je in de wachtkamer zit heb je met die 800 anderen niets meer te maken en ben jij die ene patiënt die zékerheid wil.

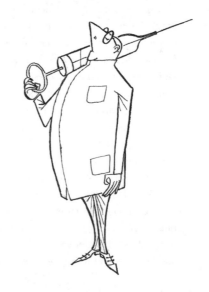

Meten is weten...?

Helaas moet aan mijn lijf regelmatig onderhoud worden verricht, noodzakelijk om mij op de been en aan het schrijven van dit soort stukjes te houden. Nu ga je als mondige patiënt natuurlijk niet over één nacht ijs. Nee, je oriënteert je via internet, bekijkt de ziekenhuis-tophonderd van het AD en informeert bij mensen die het weten kunnen. Artikelen over de betreffende aandoening en de bijwerkingen van in het vooruitzicht gestelde medicijnen zorgen voor een hoop slapeloze nachten. Niet zelden denk ik: als het zó moet, ben ik net zo lief niet ziek...!
Dan komt een belangrijke keuze: ga je naar een perifeer of naar een academisch ziekenhuis? De meeste leken snappen dit probleem niet. Natúúrlijk ga je naar een academisch ziekenhuis! Daar hebben ze immers de laatste snufjes, de beste specialisten en de meest geavanceerde apparaten?
En zo is het maar net.......!?

De mij behandelende specialist wilde via de ogen iets te weten te komen over de toestand van mijn vaten. Die liggen daar tenslotte voor het grijpen zonder dat er gesneden hoeft te worden. Op de afgesproken tijd meldde ik mij bij de oogarts voor de korte schouwing, die ik op zo'n vijf minuten taxeerde. Eerst moest echter een dossier van mij worden aangelegd. Mijn opmerking dat er over mij al een aanzienlijk dossier bij dit ziekenhuis bestond, maakte weinig indruk. Een half uur later 'mocht ik' met een map vol gewichtigheid uur met een zuster meegaan. Terwijl ik mij er nog over verbaasde dat verpleegsters tegenwoordig oogvaten beoordelen, zei ze dat ik 'mocht' gaan zitten, omdat ze 'even de ogen ging meten'. 'Mooi niet!', was ik bijdehand. 'Ik kom voor een blik op de vaten in mijn oog en niet voor enige vorm van meting.' Ze werd niet heet of koud van mijn weerspannigheid en zei luchtig: 'Het zal toch moeten, anders kunt u bij de oogarts niet terecht.' Dus de ogen en de druk werden gemeten en minutieus in mijn dossier genoteerd, en nu 'mocht' ik dan toch met mijn map onder de arm bij de letter M gaan zitten wachten.
Enige tijd later nodigde een dame mij uit om met haar mee te gaan. Eenmaal gezeten, zei ze in gebroken Nederlands dat ze co-assistent was, mijn ogen ging meten en een anamnese zou afnemen. Ik meldde dat haar acties overbodig waren omdat ik alleen maar... Ze ging echter ijzerenheinig door met de vraag

wat mijn klachten waren. Dat ik geen klachten had, baarde opzien, maar ze hervatte niettemin met: 'Bent u allergisch voor...?', gevolgd door een reeks farmaceutische producten waarvoor ik meende niet allergisch te zijn. Ik meldde met klem echter wél allergisch te zijn voor al dit onnodige gedoe: ik had vijftien minuten uitgetrokken voor het geheel en we waren al meer dan een uur verder. Met een waar-moet-dat-heen-met-de-wereld-gezicht klapte ze het dossier dicht en bracht mij naar de wachtkamer van de oogarts. Deze zei dat ze eerst mijn ogen even ging meten. 'Maar ik kom...' probeerde ik, maar de apparatuur werd al tussen mij en een oplichtend schermpje geschoven. Na talloze keren 'is-het-zo-beter?' concludeerde ze dat ik een bril van bepaalde sterkte nodig had, hetgeen in het dossier werd genoteerd. 'Dat kan kloppen', zei ik, 'want zo'n bril héb ik ook. Maar ik kom eigenlijk...' 'Ik druppel uw ogen even en dan roep ik u over een kwartiertje weer binnen.' Een klein uur later deed zij zulks inderdaad waarna de vaatjes in drie minuten werden bekeken. Die zagen er prima uit, hetgeen ze in het dossier noteerde en per brief aan de verwijzende specialist zou meedelen. Als ik 'weer klachten had', kon ik...

Wat voor rekening zal mijn zorgverzekeraar nou eigenlijk krijgen toegestuurd voor zo'n drie uren durend polibezoek en die map met overbodige academische cijfertjes?

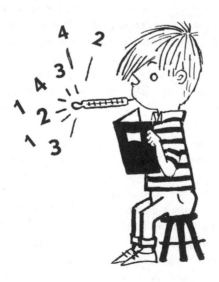

Lief zijn voor elkaar...

Dit stukje schrijf ik op Valentijnsdag, dus ik moet eigenlijk heel lief zijn.
Bovendien heb ik net het boek "Eindeloos bewustzijn" van de cardioloog
Lommers gelezen over mensen die er in de dubbele zin van het woord 'bijna
geweest' waren. Wat je er ook van kan vinden, alle terugkomers melden dat er
in het leven maar één ding echt belangrijk is: onvoorwaardelijke liefde. Maar dat
wist u natuurlijk al lang.
Het valt echter niet mee om die attitude in praktijk te brengen wanneer je,
zoals ik, een fanatiek krantenlezer bent. Het verre geweld in hete landen heb ik
al langere tijd uit mijn bewustzijn gewist. Ik kan die beelden niet meer zien en
heb van insiders begrepen dat de sommen die ik stortte om mijn schuldgevoel
af te kopen, overal terechtkwamen behalve bij degenen die het echt nodig
hadden en met wie ik zo'n medelijden had. Wij hebben bovendien onze eigen
wantoestanden. Wat dacht u van het lijdelijk toezien hoe onze goudvissen in
ronde kommen hun oriëntatievermogen verliezen? Gelukkig heeft de Partij
voor de Dieren ons op deze wantoestand gewezen. Dát zouden ze in Afrika
wel meer bekend mogen maken; dat leert die mensen hun eigen ellende wat te
relativeren...

Zelfs als ik mij beperk tot het medische nieuws, krijg ik al ruim genoeg ellende
binnen om moeite te hebben met het onvoorwaardelijk liefhebben van mijn
medemensen.
Zoals bekend waarschuwt onze wakkere overheid ons voor gevaren. Zo staan
in Amsterdam op drukke punten borden met 'pas op voor zakkenrollers' en op
de Veluwe worden we attent gemaakt op wild dat oversteekt zonder eerst naar
links en dan naar rechts te kijken. En Gooische huiseigenaren maken ons attent
op de hond die korte metten maakt met insluipers.
Waarom staan dergelijke waarschuwingsborden niet in de Nederlandse
poliklinieken en ziekenhuizen? Hier overlijdt er een aan een foute
bloedtransfusie. Daar krijgt in een dubbelblind onderzoek het aantal
sterfgevallen een hausse waar de AEX jaloers op zou zijn. Weer ergens anders
krijgen honderden mensen een vervuild apparaat in de urethra geduwd. Als ik
het goed heb bijgehouden, zijn er op dit moment zo'n 1,5 duizend mensen die
nog maandenlang in angst moeten zitten omdat de verschillende ziekenhuizen

hen mogelijk tijdens een (was het wel nodig?) onderzoek met HIV of hepatitis hebben besmet.

Maar als het me te veel wordt, kan ik mij gelukkig altijd weer laven aan de alerte en onbaatzuchtige houding van de huisartsen...??! Nooit eerder had ik gelezen dat zij vonden dat de mensen vooral naar hén moeten komen en hun heil niet moeten zoeken op het internet. Daar was kennelijk een stelselwijziging voor nodig die met zich mee brengt dat de huisarts omzet moet maken. Want deze dagen waarschuwt hun vakbond ons, gewone mensen, plotseling wel degelijk voor het gevaar van het vervangen van de huisarts door onze anonieme, nimmer tegensprekende digitale toeverlaat.

Drie procent van die huisartsen waar we vooral naar toe moeten, blijken overigens bij spoedgevallen in het geheel niet bereikbaar of veel te laat aanwezig te zijn. Dat moet je in een stelsel met marktwerking natuurlijk nou net weer niet doen. Onmiddellijk trad de markt in werking en kwam men met het initiatief een spoeddienst op te zetten die garandeert dat er altijd, bij nacht en ontij, op tijd een dokter ter plekke is. De belangenbehartigers van de huisartsen vonden dat van hun kant weer géén goed idee, hetgeen begrijpelijk is. Maar wanneer komen zij dan eens met een controlesysteem dat de huisartsen die er met de pet naar gooien daadwérkelijk aanpakt? Iedere huisarts kent in zijn of haar omgeving wel zo'n collega; als deze er niet bij is, wordt er uitgebreid over hem of haar gepraat.

Op andere terreinen blijkt een anonieme kliklijn uitstekend te werken. Wellicht iets voor huisartsen? Een Valentijnshouding is mooi jegens wie het betreft, maar degenen die de zaak voor anderen verknoeien hoeven absoluut niet lief te benaderd te worden!

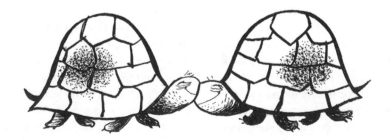

Een luisterend oor...!

Al vanaf mijn zesde wist ik met grote zekerheid dat ik onderwijzer wilde worden. De boekjes van Theo Thijssen vrát ik als puber. Ik kon niet wachten tot ik in 'mijn' klas de gordijnen op vrijdagmiddag halfdicht zou doen en uit een immens spannend boek ging voorlezen. Tranen in mijn ogen kreeg ik als ik ze geboeid en genietend zag zitten luisteren en ik meende hun zuchten bij het dichtslaan van het boek al te horen. In zo'n 'Gelukkige klas' hadden u en ik ook wel willen zitten!

Helaas had ik de handicap dat ik 'goed kon leren'. Dat bracht de rector van het gymnasium ertoe mijn ouders op te hitsen om mij naar de universiteit te sturen. Het was nog vóór de jaren zestig, autoriteiten bestonden nog, dus als je kind een sul was, viel er nog wel wat te sturen. Maar... wat moet je worden als je niet mag worden wat je worden wilt? Wat moet je dan gaan studeren? Twee jaar militaire dienst brachten even bedenktijd; het werd andragologie. Maar daarmee was ik nog niet klaar met kiezen, want de vraag bleef: wat wil je wórden? De voornaamste keuze lag tussen wat ik gemakshalve maar werken met patiënten en werken met professionals noem. In het eerste geval ben je vooral therapeutisch bezig; in het tweede geval help je min of meer normaal functionerende beroepsbeoefenaren bij het optimaliseren van hun manier van werken. Die keuze vond ik moeilijk. Eigenlijk hoorde je als vanzelfsprekend te kiezen voor werken met patiënten, want die zijn zielig en hebben je nodig. Maar als je met patiënten werkt, wordt er van je verwacht dat je een en al empathie bent, dat je je voortdurend van het machts- en krachtverschil bewust bent, dat je het tempo van de ander volgt, dat je voor optimale veiligheid zorgt, dat je oog hebt voor de kleinste signalen et cetera. Dat had ik in die klas-waar-ik-te-goed-voor-kon-leren met gemak opgebracht. Maar zodra ik met volwassenen werk, verwacht ik weerwerk, moet ik kunnen uitdagen of een beetje mogen prikkelen. Ook moet het toegestaan zijn dat we elkaar geen mietje maar wel kool of geit noemen. Op die manier kan je ervoor zorgen dat we beiden het onderste uit de kan en onszelf halen, en dat er werkelijk iets verandert. Ik heb voor de tweede optie, de professionals, gekozen, waarna door toevallige - gelukkige - omstandigheden de huisartsgeneeskunde mijn werkterrein en huisartsen mijn 'cliënten' werden. Mijn hele leven met min of meer normaal functionerende beroepsbeoefenaren werken... ik kon mijn geluk niet op!

Intussen maak ik op mijn ouwe dag in de medische wereld mee hoe de praktijk van alledag eruit ziet als je zelf de patiënt bent. Daar ervaar ik bijvoorbeeld aan den lijve wat veertig jaar gesprekstraining geven heeft opgeleverd... Het opvallendste verschil met vroeger is dat medici massaal aardiger en minder autoritair zijn geworden. Maar ik kom op mijn pad nog altijd maar erg weinig artsen tegen die echt (kunnen en willen) luisteren. Als ik hen – met de beroepsdeformatie die ik nu eenmaal heb – daarmee confronteer, zeggen ze dat ze dat nog nóóit van iemand gehoord hebben. 'Dat bedoel ik nou precies, dokter, zou dat er misschien iets mee te maken kunnen hebben dat u...?!' Veel artsen denken nog altijd dat zij voor goed luisteren geen tijd hebben. Maar als ze eens even de tijd namen en echt goed naar je luisterden, zou je hen zo'n schat aan informatie kunnen geven dat 95 procent van hun waarschijnlijkheidsdiagnoses en eenzelfde percentage beoogde onderzoeken meteen geschrapt konden worden.

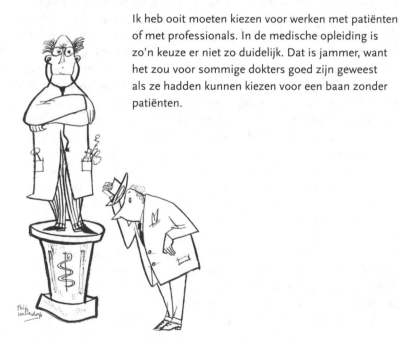

Ik heb ooit moeten kiezen voor werken met patiënten of met professionals. In de medische opleiding is zo'n keuze er niet zo duidelijk. Dat is jammer, want het zou voor sommige dokters goed zijn geweest als ze hadden kunnen kiezen voor een baan zonder patiënten.

Bij de voordeur ruik je het al...

Tijdens de weken voor Pasen staat er in de etalage van onze banketbakker altijd een kingsize uit chocolade opgetrokken paashaas. Elk jaar is er een prijsvraag: wie het gewicht van deze langoor het dichtst benadert, mag zich de trotse eigenaar ervan noemen. Je krijgt natuurlijk alleen een wedstrijdformulier als je de nodige koekjes of bonbons aanschaft, want ook in lekker ruikende winkels moet de schoorsteen roken.

Ooit kocht de oppas van onze (toen nog kleine) zonen zich een ongeluk aan zoetigheid om haar troetelkinderen in het genot van zoveel mogelijk wedstrijdformulieren te stellen. De dinsdag na Pasen werden wij gebeld door de nijvere neringdoende: of we de paashaas wilden komen ophalen, want de oudste had het gewicht vrijwel precies geraden. Onze toch niet al te kleine auto verschrompelde in het zicht van deze reuzenhaas; die kon er met geen mogelijkheid in. Met ingeroepen hulp beschikten wij even later over een kelder die zo ongemeen sterk naar chocola geurde dat het bij de voordeur al te ruiken was: hier wonen ze in een bonbonnière. En hoewel we ruimhartig hebben uitgedeeld, moesten we na enkele maanden de wit uitgeslagen resten aan de vuilnisman meegeven. Kortom, het was een beetje veel...

Zoals u intussen wel weet, tob ik de laatste jaren een eind weg en doe ik daardoor noodgedwongen aan ervaringsleren in het ziekenhuis. Nu is het u en mij bekend dat er in de zorg nogal veel geld omgaat en dat de kosten jaar in jaar uit stijgen. Je zou dan toch verwachten dat die zorgelijke financiële toestand leidt tot grote terughoudendheid en het tien keer omdraaien van elk pilletje. Nou is dat niet direct de ervaring die ik in het ziekenhuis opdoe. Een huisarts schrijft vaak een receptje uit voor 10, 20 of 30 stuks van enig geneesmiddel, maar daar nemen de meeste specialisten de pen echt niet voor ter hand. De apotheek overhandigt mij een zak vol doosjes pillen en als ik verbijsterd vraag of dat wel allemaal voor mij is, zegt de apotheekmevrouw dat ze niet alles heeft gegeven, maar dat ik de rest in een later stadium kan komen halen. Dat schiet er nogal eens bij in, omdat er iets genezen of de behandeling veranderd is. En waar blijven dan al die nog niet verstrekte pilletjes? Wie wordt daar (financieel) beter van? Bij alle apotheken liggen niet afgehaalde en in alle medicijnkastjes in heel Nederland ligt natuurlijk voor miljarden aan nooit ingenomen medicijnen. Toen ik bij mijn bejaarde moeder in het verzorgingshuis zat, kwam er een verpleger binnen die triomfantelijk een flesje pillen omhoog hield: 'Uw medicijnen, mevrouw Van der Voort.' 'Ja, dank u', zei mijn moeder, 'zet maar in mijn nachtkastje.' Hij opende het laatje en hield een aantal vergelijkbare, nog geheel volle, pillenflesjes omhoog. 'Neemt u die helemaal niet in?', vroeg hij verbaasd en een beetje bestraffend. Mijn moeder was niet snel uit het veld te slaan en antwoordde: 'Nee hoor, als ik die allemaal had ingenomen, had ik hier nu niet meer gezeten.' Belangstellend keek ik toe. Hier zou natuurlijk beleid op worden gezet, want dit gaf geen pas! Maar hij zette het flesje opgewekt en niet geschokt bij zijn nog geheel gevulde broertjes en klapte het laatje weer dicht. Hoeveel van die volle laatjes zullen er in het hele land zijn?

'Die wond? Daar heb ik wel wat voor.' Een (alweer aardige, behulpzame) specialist verzorgde mijn wond met een soort zeewier, een gaasje en wat leukoplast. 'Ik zal u voor thuis ook wat voorschrijven; u kunt het bij de apotheek ophalen.' Daar werd mij een zak overhandigd waar ik bijna niet mee over straat durfde. Per dag heb ik ongeveer 1 (één) vierkante centimeter van dat zeewierspul nodig. In de kingsize doos zaten, onder meer, 10 vellen van ieder 375 vierkante centimeter. Daar kan ik dus meer dan tien jaar mee toe. Mij werd echter aangeraden het niet langer dan ..... drie weken te gebruiken... Samen met de dozen gaasjes en plakband ligt het allemaal in de kelder. Bij de voordeur ruik je het al... hier wonen ze in een apotheek!

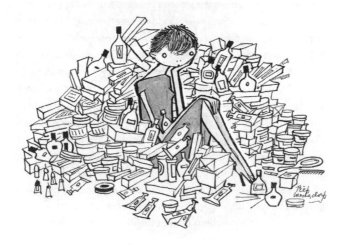

De schone verleidster

Wij wonen thuis één hoog en werken beneden. Als de bel gaat, kunnen wij kiezen tussen naar beneden lopen of via de intercom vragen wie er aan de voordeur staat. Mijn vrouw vindt dat laatste te onpersoonlijk en draaft daarom wat af. Ik heb mij echter na een schokkende ervaring aangewend die intercom te gebruiken. Meestal is het immers een meneer die vraagt of wij stoelen te matten hebben, of iemand van het Leger des Heils die mij een laatste kans op redding in het vooruitzicht stelt.

De intercom scheelt mij dus veel onnodig geloop. Eén keer echter heb ik mij door een aantrekkelijke vrouwenstem laten vermurwen, al had de onduidelijkheid over wat ze van me moest mij argwanend moeten maken. Om de een of andere, wellicht hormonale, reden vergat ik mijn gebruikelijke horkerigheid en verving ik het 'nee dank u' door een kruiperig 'ik kom eraan'. Voor de deur trof ik een oudere jongedame met een map affreuze tekeningen. Zij hield een betoog waaruit ik opmaakte dat ze iets kunstzinnigs studeerde, enkele kinderen van een vertrokken onverlaat moest onderhouden én dat ik zulke mooie krullen had... Eerst vol mededogen, maar na het complimentje vol gekuip en geslijm, bladerde ik door de kunstwerken, die slechts € 150,- (!) kostten. Ik zou ze op de vlooienmarkt voor nog geen euro hebben meegenomen, maar stond even later toch met zo'n kreng in mijn werkkamer. Daar verstopte ik het, uit angst dat mijn vrouw mijn zwakheid zou opmerken. Toen ik even later de fiets uit de garage haalde, hoorde ik de betrokken dame met twee collega-venters praten. Ze lachten smakelijk om mijn onbenulligheid en wisselden nog wat trucs uit om diehards zo'n flutding aan te smeren.

Maandenlang heb ik me geschaamd, want een verstandig mens trapt natuurlijk niet in zulke praktijken... Tot ik in het tv-programma Radar een met verborgen camera verkregen inkijkje zag in de manier waarop artsenbezoekers worden 'getraind' om huisartsen leugens, bedrog en dus middelen te verkopen. Als je dat als huisarts ziet, zet je toch meteen een bord in je tuin met 'Onze hond voedt zich uitsluitend met artsenbezoekers!!!'?
Huisartsen zeggen misschien – zo leerden de toekomstige charlatans tijdens de training – dat de NHG-Standaard een ander middel adviseert, maar dat zijn

angstige artsen! Die durven zelf niet te beslissen! Daar moet je handig op inspelen! Vergeet niet te vragen naar hun zieke moeder over wie zij de vorige keer vertelden. Dat soort dingen moet je altijd goed bijhouden! We zagen enkele onherkenbaar gemaakte huisartsen de artsenbezoekster binnenhalen alsof het Sinterklaas was. Ze liet overigens inderdaad achteloos een lipgloss op het bureau van de assistentes achter. Het hoofd van de NHG-afdeling Richtlijnontwikkeling merkte (terecht) op het allemaal een beetje zielig te vinden, maar mij ging ie lang niet ver genoeg. Ook de door de farmaceuten gevreesde en altijd strijdbare huisarts Hans van der Linden spoog tot mijn verbazing geen vuur. Maar waar zijn we nou mee bezig? Al jaren zoeken werkgroepen van gemotiveerde en ter zake kundige huisartsen, geadviseerd door relevante specialisten, uit hoe een aandoening het best kan worden gediagnosticeerd en behandeld. Daarbij wordt ook veel aandacht gegeven aan de voor te schrijven medicijnen. Hoe is het dan in godsnaam mogelijk dat er nog altijd huisartsen zijn die denken het beter zelf te kunnen bepalen door naar de gladde, misleidende verhalen van artsenbezoekers te luisteren? Het zal ons, patiënten, toch niet gebeuren dat ons niet wordt voorgeschreven wat het beste is, maar iets wat een of ander dilettanterig gesprekje tussen een verleidster en een dwalende ziel heeft opgeleverd? Als het Nederlands Huisartsen Genootschap en Zorg Nederland hun geld echt héél goed willen besteden, dan sturen zij elke huisarts in Nederland een dvd'tje met die gefilmde training van artsenbezoekers toe. Dan zal geen huisarts, anders dan in het holst van de nacht misschien, nog zo'n sirene in de praktijk durven ontvangen!

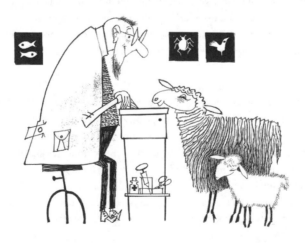

Mannen!

Lang geleden bestonden mijn vakanties nog uit camping-, klim- en andere ontberingen. Nu ik ouder ben, is het comfort niet snel goed genoeg. Het minste is al dat alles werkt en schoon is en het bedienend personeel mij behandelt alsof ik van koninklijke bloede ben.

Maar vroeger kampeerden wij dus, inclusief met z'n allen in de rij voor het toilet, de benodigde rol papier onder de arm. Ik had een handige vriendin, dus onze tent stond meestal na redelijke tijd overeind.

Dat was anders bij onze Achterhoekse buren op een camping in Zuid-Frankrijk. Wij gingen net iets drinken in het dorp terwijl hij begon met het opzetten van de bungalowtent. Toen wij geruime tijd later goed gemutst terugkwamen, lag de tent nog steeds als een kluwen op de grond, met dit verschil dat er nu duidelijk leven in de kluwen zat. Aangezien mevrouw met een misprijzend gezicht en de armen stijf over elkaar vanuit een tuinstoeltje toekeek, begrepen wij dat meneer onderdeel van de kluwen was en dus nog altijd doende de tent op te zetten. We waren net op tijd voor de volgende acte. De toon waarop zij hem opdracht gaf eruit te komen, ging ons door merg en been, maar hij reageerde gelaten als iemand die erger gewend is. Zijn aanbod haar te helpen werd afgedaan met "Blijf jij in vredesnaam overal vanaf", waarna zij hooguit tien minuten nodig had om de tent in al zijn pracht en praal overeind te krijgen. De vrouw keek samenzweerderig naar mijn vriendin en zei op een smalende toon die ik nu nóg voel: 'Wat zíjn het toch 'n stumpers...!'

Dit tafereel kwam mij weer helder voor de geest toen ik onlangs het AD onder ogen kreeg: "Vrouwelijke artsen veel beter!" En het was niet een ingezonden stuk van een gefrustreerde beroepsgenote. Nee, het was van Toine Lagro-Janssen, die hooggeleerd is en er onderzoek naar heeft gedaan. Mijn hart maakte een sprongetje in mijn borst. Ik wil hier niet de Nostradamus van de Lage Landen gaan uithangen, maar 25 jaar geleden heb ik al een gehoor van voornamelijk mannelijke huisartsen tegen mij in het harnas gejaagd door de stelling te verdedigen dat "huisarts-zijn" een vrouwenvak was. Ik besef natuurlijk heel wel dat ik het handjevol mannelijke lezers van deze column nu voor goed van mij vervreemd. Dat is dan jammer, maar voor je uitspraken moet je bereid zijn te staan en offers te brengen. Ik heb bij tientallen huisartsen gastvrij "vanachter een conifeer" een aantal spreekuren mogen meemaken. Op die manier kreeg ik een aardig beeld van wat zich daar door de dag heen afspeelt. Recht van spreken heb ik niet, want laat ik voorop stellen dat ik zelf reeds na de vierde of vijfde patiënt, al dan niet nog in aanwezigheid van deze clientèle, mijn bureau had omgegooid onder het uiten van de kreet dat zij hun eigen soort maar in de maling moesten nemen. Ik weet het, ik heb altijd geweten dat ik er niet geschikt voor was, tot verdriet van mijn moeder die mij, puber, met romans als "De Chirurg" op het juiste pad probeerde te krijgen. Om een spreekuur goed te doen heb je engelengeduld, een luisterend oor, openstaan voor kleine details, inlevingsvermogen en liefde voor de medemens nodig, om maar eens een paar eerste vereisten te noemen. Ik heb mij altijd bijzonder thuis gevoeld binnen de beroepsgroep. Maar die zojuist genoemde eigenschappen zijn mij in de nascholingen, vergaderingen en informele ontmoetingen met mannelijke huisartsen nooit als overheersend opgevallen. Toch beschikten de huisartsen, op een enkele hork na, die dan ook bij zijn afscheid beloond werd met een reis naar Indonesië, tijdens de spreekuren over veel van die eigenschappen. Veel mannen die huisarts worden, blijken dus gelukkig wel over een aantal vrouwelijke eigenschappen te beschikken. Ik heb nog wel invoelend vermogen genoeg om vurig te hopen dat zij het niet spelen, want daarvoor is de prijs vaak erg hoog!

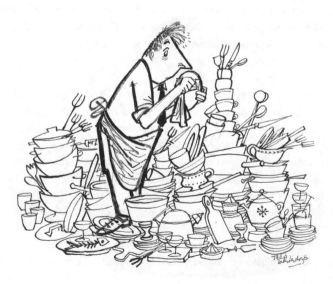

Het leven is soms moeilijk...

Tijdens mijn aangename betrekking bij het Nederlands Huisartsen Genootschap heb ik een aantal keren het genoegen gehad Nederlandse standpunten over de huisartsgeneeskunde uit te dragen in het buitenland. Wie mij enigszins kent, weet dat ik regelmatig een grap inlas uit angst dat mensen tijdens mijn voordracht demonstratief ongeïnteresseerd in slaap vallen. De ingedommelden schrikken wakker van gelach om hen heen en denken: ik moet bij de les blijven, want ik schijn iets te missen. Op die manier krijg je de mensen steeds weer zo ver dat ze in elk geval voor een periode van enige minuten opletten.

Nou is een bekende Nederlandse vorm van humor de ironie en zelfspot. Wij vermaken ons graag met het relativeren van onze ambities, vermeende kwaliteiten en resultaten. De cardioloog, professor Dunning heeft in zijn lang geleden verschenen boek Broeder Ezel de pretenties van de geneeskunde ruimhartig en geloofwaardig bijgesteld. In Nederland was het een bestseller, ook onder specialisten. Hij heeft mij echter een keer een wand van zijn werkkamer laten zien, die geheel gevuld was met verontwaardigde kritieken in Duitse kranten nadat daar de vertaling was uitgekomen. Men begreep niet hoe een specialist het in z'n hoofd haalde het eigen nest zo te bevuilen. In Engeland en Scandinavië kun je met onze ironie nog terecht, bij België begint het al te wankelen en daaronder zit de zaal je verbaasd en verongelijkt muisstil aan te staren.

Tijdens het galabal van een internationaal huisartsencongres in Barcelona dansten mijn vrouw en ik langs de gastheer en diens vrouw, met wie wij goede relaties onderhielden. Omdat wij het hammondorgel wat schamel vonden, vroeg ik in het voorbijglijden wanneer de flamencozangers kwamen. De daaropvolgende scène was enigszins pijnlijk. Hij liet zijn geliefde los, nam de houding van een toreador van grote allure aan en schreeuwde met woeste zwarte ogen en rollende r: 'Wen joe ken doe it betterrrr, doe it joerrrself!' Wij Nederlanders noemen graag man en paard; de waarheid mag gezegd worden. Bij ons is 'laten we elkaar geen mietje noemen' een veelgebruikt gezegde. Maar in veel andere landen is daar geen equivalent voor.
Hoe prettig het is dat je hier mag zeggen wat je vindt, merk ik eens te meer

in mijn huidige werk als ik van tijd tot tijd zaken doe met Japanners. Waar wij proberen zo helder mogelijk te zijn, stellen zij vaak alles in het werk om de bedoelingen zo veel mogelijk in het ongewisse te laten.

In de geneeskunde is open en eerlijk zijn een verworvenheid van de laatste decennia. De moeilijkheid zit 'm echter in het onderkennen waar de grens ligt tussen openheid die heilzaam en ruimte scheppend is, en openheid die onnodig hard en wreed is.

Nu wij in onze directe omgeving met de vierde ongeneeslijk zieke patiënt te maken hebben, verwart mij dit dilemma steeds meer. Voor al deze vier vrienden of bekenden gaat op wat onderzoekers hebben geconcludeerd, namelijk dat we de meeste kosten maken in het laatste jaar van ons leven. In alle vier gevallen is er een groot scala aan medische ingrepen in de niet te winnen strijd geworpen. De patiënten hadden een maandenlange martelende lijdensweg als laatste herinnering aan het leven op het moment dat zij de verlossende zegen van de laatste adem mochten beleven.

Steeds opnieuw bleek de omgeving (terecht) niets te hebben gezien in de vrijwel kansloze en uiterst belastende behandelingen. Ook de huisartsen bleken te behoren tot degenen die voor niet-behandelen zouden hebben gekozen. Net als enkele dierbaren om de patiënten heen hadden zij dat ook laten weten, maar uit respect voor de patiënt waren zij er direct over opgehouden als deze liet merken er niet voor open te staan.

Ik heb hetzelfde gedaan en blijf daarover met grote twijfels zitten. Natuurlijk is het hard als je iemand de hoop ontneemt door aannemelijk te maken dat de kansen op genezing klein zijn en de naderende dood dus onvermijdelijk is. Maar, zo pijnig ik mezelf nog steeds, wie heb ik nou beschermd toen ik meeging in valse-hoop-verhalen: de patiënt of mijzelf? Ik weet het zeker: alle vier patiënten zouden het hun omgeving - en dus ook mij - tijdens hun vreselijke ziekenhuisellende kwalijk hebben genomen als ze zich hadden gerealiseerd dat wij vrij zeker wisten dat hen dit te wachten stond.
'Maar je wilde het niet horen!', zou ik tegenwerpen.
'Dan had je wel eens wat meer mogen aanhouden', hoor ik hen repliceren.
En ik besef dat het leven soms moeilijk is...

Verwijzing...

Terwijl ik dit stukje zit te typen is het lekker warm, met een koel briesje.
Uitstekend weer om een ritje op een van mijn stokpaardjes te maken.
Mijn geboortedorp telde tijdens mijn jeugd zo'n zevenduizend inwoners, die
door een speling van (ja van wat eigenlijk?) voor de helft katholiek en voor de
andere helft gereformeerd waren. Er was één 'heidens' gezin, dat je met de
termen van nu 'glamourous' zou noemen. Ze hadden een daarbij passende villa
en tuin. De zoontjes des huizes waren benijdenswaardige schepsels, en daar
mocht ik als katholiek jongetje dus niet mee spelen. Dat had mij natuurlijk aan
het denken moeten zetten. Het verbaasde mij echter in het geheel niet, want
met de gereformeerde (door ons hardnekkig tot 'gladverkeerde' verhaspelde)
jongens was ook elk contact verboden. De wereld was overzichtelijk: je zat bij
de goeien of bij de fouten, en de goeien zaten altijd aan jouw kant, aan welke
kant je ook zat. Wij waren thuis niet van dat laat-maar-waaien van beneden de
rivieren, maar gewoon streng calvinistisch katholiek. In hoeveel Amsterdamse
kroegen ik in mijn studententijd ook delen van mijn studieleningen heb
stukgeslagen, ik kan altijd tegen Petrus zeggen dat ik vaker in de kerk heb
gezeten dan in het café. (Waarom denk ik eigenlijk dat ze dat daar een pré
vinden?). Vroom als een kwezel was ik, en vooral bang. Want je kon je oúders
wel op een dwaalspoor brengen door zaken te verdraaien of domweg te liegen,
bij God kwam je daar echt niet mee weg. Die zag niet alleen alles wat je deed,
maar zelfs wat je dacht of van plan was. Tegenwoordig vinden ze een camera op
stráát al een schending van de privacy...
Nou was ik wel vroom en bang, maar tegelijkertijd natuurlijk ook niet helemaal
achterlijk, en dan ga je je al snel dingen afvragen. Als je in een parabel hoort
vertellen dat mensen 's morgens vroeg worden geronseld voor een dag werken
in een wijngaard en daar tien munten voor krijgen, denk je: da's netjes. Als
de mensen die om twaalf uur gerekruteerd worden ook tien van die munten
krijgen, denk je nog: moet kunnen. Maar als degenen die na de thee geworven
zijn en nog maar één uurtje werk meepikken óók hetzelfde bedrag krijgen, zijn
bij mij de rapen gaar. De uitleg van de stichtende bedoeling van deze parabel
heb ik nooit vernomen omdat de verontwaardiging altijd uit mijn oren stoomde
en dan hoor je nog slechter dan met een prop oorsmeer.
Maar dat het nog gekker kon, bleek toen men vertelde dat ene Pilatus zijn

handen waste en zei: 'Ik vind geen schuld in Hem en geef Hem aan u over om te geselen...' Je hoeft geen Spong of Moskowicz te zijn om te snappen dat hier geen hout van klopt.

Bij Pilatus is dit soort dubieuze verwijzingen dus begonnen: 'Ik kan niks vinden, collega, en geef hem aan u over om te geselen...'

Huisarts Siep Thomas heeft in zijn afscheidsrede als hoogleraar voorgesteld aan de NHG-Standaarden een vignet toe te voegen waarin staat aangegeven wat de gezondheidswinst is die de patiënt in de tweede lijn kan verwachten. Bingo!, dacht ik verrast. Dat zou de huisarts, en dus de patiënt, bijzonder helpen. De huisarts hoort immers de gids en ook vaak de advocaat van de patiënt in gezondheidszorgland te zijn. En dat die rollen nodig zijn, kan ik uit eigen ervaring bevestigen, want je laat je als patiënt met al je bijdehante gedrag ongewild alle kanten opsturen. Evidence based gegevens over wat er therapeutisch te winnen valt. Dat kan een mooi zooitje verwijzingen schelen!

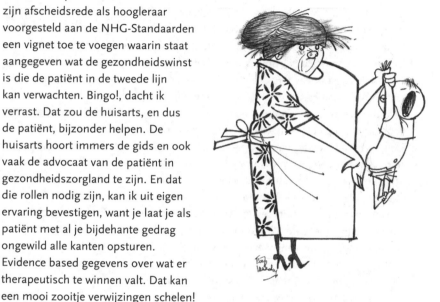

Het lijkt me goed als er nóg een paragraafje aan wordt vastgeplakt. Namelijk één waarin staat wat voor manier van handelen en denken de patiënt tijdens zijn verblijf in de tweede lijn kan verwachten. Hij zou zich dan kunnen voorbereiden op de totaal andere wereld waarin hij terecht komt, vergeleken met de eerste lijn. Want heeft u wel eens een huisarts tussen neus en lippen door horen zeggen: 'Niet dat ik er wat van verwacht, maar misschien is het iets om de cardioloog te vragen éven in uw hart te kijken!'

Bent u daar nog?

Alleen wijzen weten niets zeker

Voor het eerst sinds jaren zat ik weer eens in de trein. Tegenover mij zat een oude heer die zich duidelijk zat af te vragen of het tegen de regels van de stiltecoupé was om het woord tot mij te richten. De drang om te spreken, won het al snel van de regels-kwestie. 'Tja, ja, we worden oud', zei hij, mij door zijn 'we' in het complot betrekkend. 'Als ik die jongelui zie, denk ik: was ik nog maar zestien.' Gelukkig was hij in het geheel niet uit op een reactie mijnerzijds. Hij wilde gewoon wat kwijt en omdat hij geen telefoontje had, deed hij het nog gewoon ouderwets: door hardop voor zich uit te praten.

Terwijl de koeienloze graslanden aan mij voorbijtrokken, bedacht ik hoe ongaarne ik weer zestien zou zijn. Ik was in vrijwel alles een laatbloeier en zou daarom liever bij vijfentwintig opnieuw beginnen. Als kleine jongen lieten buurtkinderen mij bij mensen aanbellen met de tekst: 'Goedemorgen, juffrouw Beuker, ik ben Jan de kippenneuker', terwijl ik geen benul had waar dat over ging. Dit tot hilariteit van de aanstichters en tot woede van de aangesprokenen, die mij aan mijn oren naar het ouderlijk huis sleepten. Aldaar had mijn vader nog weinig weet van de huidige bezwaren tegen zinloos geweld.

Als jongetje van tien ging ik op 4 december in opperste spanning naar school omdat Sinterklaas zou komen. Mijn ouders riepen me echter nog even binnen, want ze wilden me iets vertellen. De boodschap was verpletterend: 'Sinterklaas bestaat niet, het is meneer Dieben die er voor speelt.' Zij voelden zich verplicht mij in deze kwestie van mijn onschuld te beroven, omdat mijn jongere broertje er al lang niet meer in geloofde en zij mij een afgang wilden besparen. Ik was ontgoocheld en huilde tranen met tuiten. Tot ik toch nog een lichtpuntje meende te zien door te vragen of God, voor wie ik werkelijk als de dood was, dan wellicht óók niet bestond. Hierin moesten mijn ouders mij echter teleurstellen.

Door dit alles en meer argwanend geworden, probeerde ik als puber de grote raadselen des levens te ontwarren. In dat kader las ik een boekje met als titel iets als: Eeuwigheid, oneindigheid en heelal. Het raadplegen van dit werkje kan ik iedereen hartgrondig afraden. In het begin denk je nog: geinig, dat iets er altijd al was en ook altijd zal blijven, of geen begin en geen eind heeft. Linker wordt het als je leest dat het heelal onbegrensd is maar niettemin uitdijt. Mijn vriendjes deden het af met 'nou en...', maar ik heb het boekje nog net voor ik helemaal krankzinnig werd kunnen wegleggen.

We weten meer niet dan wel. Het veiligst is het om van vrijwel alles te denken dat het uiteindelijk niet waar zal blijken te zijn. Want de waarheden die we op school kregen aangereikt, zijn door bijvoorbeeld de kwantummechanica of de biologie als volkomen achterlijke ideeën achterhaald. Van vrijwel niets kunnen we het ons permitteren te denken dat het de waarheid is.

Daarom was ik zo verbaasd over een bespiegeling in onze kwaliteitskrant over de wijze waarop gouden medaillewinnaar Van der Weijden zijn leukemie en tourwinnaar Armstrong zijn teelbalkanker had overwonnen. De eerste had zich 'ter beschikking gesteld' van de medische wetenschap, zich volledig overgeleverd aan de specialisten en dat pakte wonderwel uit. De tweede vond dat hij de vijand zelf had overwonnen: hij had gevochten als een duivel en de kankercellen uitgekotst.

Wat maakt dat de een aan een ernstige aandoening overlijdt en een ander er volledig van geneest, blijft een groot raadsel. De medische ingrepen kunnen niet doorslaggevend zijn, want als bij tien patiënten dezelfde ingrepen worden toegepast, gaat een aantal wel en een ander aantal niet dood. Het ertegen vechten kan evenmin bepalend zijn, want als er één categorie kankerpatiënten is die vecht, dan zijn het wel jonge moeders met kleine kinderen. En ook daar lijkt de willekeur een grote rol te spelen.

Mijn verbazing over genoemd krantenartikel betrof dan ook vooral de zekerheid waarmee deskundigen stelden dat positief denken of tegen de ziekte vechten niet hielpen. Onderzoeken wijzen uit dat gelovige mensen bij bepaalde ziekten een grotere kans op genezing hebben. Patiënten die nog hooguit een etmaal te leven hebben, weten het nog weken te rekken tot de dochter uit Australië over is. En oude mensen aan wie de kinderen de jobstijding komen brengen dat ze naar een tehuis moeten, blijken eieren voor hun geld gekozen te hebben en vredig – en vooral net bijtijds – te zijn ingeslapen.....

Het lijkt mij vooralsnog het veiligst en het meest veelbelovend als we met z'n allen toegeven dat we er geen bal van snappen!

Hallo, is daar iemand?

Het vliegtuigje dat mij, student, naar een Mexicaans dorpje zou brengen, had slechts plaats voor tien passagiers. Die stonden in het glazen vertrekhalletje hyperventilerend van angst naar buiten te kijken. De subtropische regen had de startbaan onder zeker twintig centimeter water gezet. Bij het vliegtuigje gebaarde onze piloot tegen de baas van het vliegveld dat hij onder geen beding het luchtruim zou kiezen. Deze was daarvan in het geheel niet onder de indruk en mimede terug dat er gevlogen werd... en wel nu! Een breed armgebaar, dat wij interpreteerden als 'anders is daar het gat van de deur', maakte duidelijk indruk. Vooral toen de potentaat direct daarop een hand omhoog stak, de vingers gespreid. Of dat betekende dat de aangesprokene dan met zijn gezin met vijf kinderen op straat zou komen te staan, óf dat hij nog vijf minuten kreeg om te vertrekken, konden wij niet beoordelen. Feit is dat de piloot een gebaar van 'jij je zin' maakte en in zijn toestel klom. Wij wilden vluchten, maar onze bagage was al aan boord en de chef waadde naar ons toe, dwingend iets onverstaanbaars roepend, dat kennelijk zoiets betekende als het tegenwoordige 'boarding now' op de digitale borden.

Na die toch nog goed verlopen vlucht had ik het lot verder niet meer moeten tarten. Maar te veel testosteron of gewoon jeugdige krankzinnigheid deed mij ingaan op het aanbod van een shabby type, dat muilezeltochten aan de toerist bracht. Het ging om een tocht van twee uur voor, omgerekend, een paar kwartjes, dus dat kon ik als Hollander niet laten schieten. Toen hij vier slachtoffers had gevonden, gingen we op pad. Het was trouwens best geinig op de rug van zo'n rustig sjokkend, schommelend dier. Een beetje hoog voor iemand met hoogtevrees, maar dat slijt wel, dacht ik. Een ritje in een ponypark leek het. Tot de afdaling in een onbeschrijfelijk diep, rotsig ravijn onderdeel van de tocht bleek te zijn. De muilezels tastten hun weg naar beneden, op zoek naar rotsblokken die stabiel genoeg waren. Ze namen daarbij enorme stappen, waarbij wij dreigden voorover in de diepte te storten. Ik schreeuwde in doodsnood dat ik eraf en terug wilde, maar de gids had kennelijk op een cursus geleerd het geblèr van verwijfde Europese studenten straal te negeren, zodat wij zonder oponthoud bleven dalen. Langzaam kreeg ik wat meer vertrouwen; ik zag tenslotte nergens gebleekte karkassen van muilezels, noch van hun berijders, in de droge bedding diep beneden mij. Net toen ik, ondanks mezelf, wat begon te relaxen en er plezier in kreeg, gleed de muilezel vlak voor mij uit. Hij denderde zeker twintig meter over de rotsen naar beneden. Je hoefde geen medicijnen gestudeerd te hebben om direct te zien dat de berijder, een wat sneue Franse student, zijn been gebroken had. Mobieltjes bestonden nog niet en de gids koos mij, als jongste, uit om nog enkele honderden meters verder te dalen tot bij een gehuchtje, alwaar een primitieve post van La Cruz Roja te vinden zou zijn. Beneden gekomen bleek de post onbemand en was er in geen van de vervallen huisjes een levende ziel te vinden. De post had wel iets telefoonachtigs, maar toen ik mij afvroeg waarom ik geen kiestoon kreeg, zag ik dat aan de hoorn geen enkele draad meer bevestigd was. Zal je net zien in zo'n stom, primitief land: als je hulp nodig hebt, is er niemand bereikbaar.

Hoe anders is dat in ons beschaafde Nederland bijna een halve eeuw later! Je zit je krantje te lezen en je partner zakt ineen. Geen nood: je belt de huisarts en die... ja, en die komt dan niet aan de lijn, want die heeft iets technisch laten installeren dat voor hem de kastanjes uit het vuur haalt. Jarenlang hebben huisartsen afgegeven op patiënten die de Spoedeisende Hulp of de ambulance bellen voor zaken die bij hen thuishoren. In elk beleidsstuk staat bovenaan dat de huisarts te allen tijde bereikbaar moet zijn. 'Maar vierentwintig uur, zeven dagen per week, dat is ons te veel.' Oké, daar hebben we toen de avond- en weekenddiensten voor uitgevonden.'Ja, maar al die avond- en weekenddiensten zijn ons ook te veel.' Prima, dan vinden we de doktersdiensten uit. De huisarts hoeft dan alleen nog maar tijdens kantooruren bereikbaar te zijn en diensten mee te draaien.
'Dat gaat honderden miljoenen méér kosten', zegt de LHV, de vakbond van de huisartsen...
Wat gaan we nou krijgen? Het is al vijftig jaar een van de pijlers van het aanbod van de huisarts: altijd bereikbaar en wel snel!

Wij zijn in onze maatschappij vaak verontwaardigd als bijvoorbeeld de Marokkaanse gemeenschap niet optreedt wanneer sommigen hunner zich misdragen. Maar waar blijven de huisartsen met hun tegengeluid wanneer bereikbaarheid ineens als een nieuw onderhandelingspunt wordt gepresenteerd? Niet bereikbaar? Ik wacht voortaan nog precies één minuut, waarna ik mij, volledig geautoriseerd door de huisartsen en dus zonder schuldgevoel, per taxi naar de Spoedeisende Hulp laat vervoeren.

Knopje

Toen ik een kleine jongen was, legde mijn vader niet bepaald zijn oor aan mijn zieltje te luisteren. Een hengst voor je hersens...? Nee, voor m'n kop heeft ie me nooit geslagen. Wij hadden in mijn geboortehuis namelijk luiken voor de ramen die je uit de muur moest trekken en die over een railtje over de vensterbank liepen. Als de luiken teruggeschoven waren, bleef er een hinderlijke gleuf achter die werd opgevuld door een dikke lat. Deze kon je er aan een knopje uitnemen. Steeds als mijn vader kwaad op mij was, greep hij het latje uit de vensterbank, gelastte mij voorover te gaan staan of liggen, waarna hij het op een hengsten zette. Als hij doldriftig was, vergat hij soms het latje op de juiste manier vast te houden zodat hij met het knopje op mijn billen sloeg. 'Het knopje!!!', gilde ik dan, want dat was onbedaarlijk pijnlijk. Dan pakte hij óf de lat andersom vast, óf hij zag - héél soms - van verdere aframmeling af, als goedmakertje voor het overtreden van de spelregels. Het wonderlijke is dat ik mij niet herinner als kind echt onder dat alles geleden te hebben.

Vele jaren later - ik was al volwassen - hadden mijn ouders, bij wie ik even langsging, hun achtjarige kleinzoon te logeren. Om een reden die ik niet meer weet, werd mijn vader woedend op dat joch. Die woede, waar nu geen latje maar alleen het geschreeuw nog aan te pas kwam, herkende ik nog heel goed. Het deed me nog steeds niet veel. Dat veranderde echter op slag toen ik de doodsangst in de ogen van mijn neefje zag. Ineens voelde ik de ongelooflijke dreiging van die totale overkill aan woede tegenover zo'n weerloos jongetje dat het op dát huilen zette dat ík als jochie altijd verdrongen had.
Psychoanalyse en therapie moesten er later aan te pas komen om het een en ander bij mij recht te zetten. Ik prijs me gelukkig dat ik mijzelf op die manier toch nog tot een heel leefbaar type heb weten te kneden, compleet met een gezin, leuk werk en geluk. Maar de kerven in je ziel zijn blijvend. De allereerste avond samen met mijn vrouw, 26 jaar geleden, vertelde ik haar al over dat latje ...

Onlangs maakte ik me grote zorgen over een jongetje in een mij bekend, uiterst agressief, gezin. Ik belde daarom hun huisarts, die ik goed ken, met de hint eens extra op dat jongetje te letten. Hij vond het een griezelig gezin en wilde er zijn handen liever niet aan branden. Dat vond ik nogal teleurstellend. Dan maar een vertrouwensarts gebeld. Ik weet niet wie die benaming verzonnen heeft, maar de toon en afstandelijke houding deden mij het ergste vrezen. En jawel: als hij al in mijn verhaal geïnteresseerd zou zijn geweest, had het nog geen zin gehad, want procedures bleken belangrijker dan het jongetje. We kennen onderhand de krantenberichten: grote verontwaardiging als er weer een kind aan mishandeling is bezweken, terwijl steeds weer blijkt dat vele professionals zich achter dikke procedurele bomen hadden verscholen.

Vorige week liep in het najaarszonnetje een vader met een klein kind in een soort draagzakje op zijn schouder. Het zag er, diep in slaap, met zijn hoofdje op papa's schouder, uit als een spinnend poesje. En het effect op de voorbijgangers was opmerkelijk. Vrijwel iedereen keek vertederd naar het tweetal en men maakte elkaar erop attent. En meters verder keken de mensen nog eens om, om nog een glimp van het tafereeltje op te vangen. De volledige overgave en totale veiligheid van het kind spraken kennelijk tot ieders verbeelding. Dat is wat wij kinderen eigenlijk allemaal toewensen.

Toen huisarts Jan Moors, alweer lang geleden, geweld in het gezin tot onderwerp van het jaarlijkse huisartsencongres maakte, werd er veel verwacht van deze nogal gedurfde keuze. Maar al decennialang praten zorgverleners, als waren zij deelnemers aan het programma Rondom Tien, over hoe gecompliceerd het is als er sprake is van (een vermoeden van) kindermishandeling. De vertrouwensband met de ouders mag niet worden geschaad of verbroken en wat te doen als de verdenking niet terecht blijkt te zijn? Wat haal je je allemaal op de hals als je een agressieve vader laat weten niet te geloven in de opgegeven redenen van de verwondingen van zijn kind? Allemaal realistisch misschien, maar al deze redeneringen vallen in het niet als het gaat om geestelijke of lichamelijke mishandeling van kinderen. Je moet er als zorgverlener toch niet aan denken dat jouw procedurele bedenkingen of, erger nog, zelfbescherming ertoe hebben geleid dat de mishandeling is doorgegaan?
De minister heeft onlangs bepaald dat huisartsen mishandeling altijd moeten melden. Je mag toch hopen dat die hier méér dan loyaal aan meewerken en de risico's van valse meldingen, met alle ellende van dien, minder zwaar zullen laten wegen dan de risico's van niet gestopte mishandeling!

Niet verder vertellen...

Rond mijn achtste was ik de trotse oprichter van een geheim genootschap met de raadselachtige naam 'De wakende leeuw'. Zes mededorpelingetjes had ik zover gekregen toe te treden. Onze doelstellingen staan mij niet helder meer voor de geest. Ik weet nog wel dat wij ooit eens een zwakzinnige jongen in de koeienstront hebben gegooid, maar ik dacht niet dat dat direct voortvloeide uit ons mission statement. We hadden ook een heus clublied, waarvan ik mij vooral nog herinner dat het rijm extreem kreupel was. We zongen het uitsluitend als niemand ons kon horen, want je bent een geheim genootschap of je bent het niet. Natuurlijk was er een ledenregister: een smoezelig schriftje waarin ieder van ons zijn eigen naam alsmede een bijnaam had ingevuld. Ook die bijnamen betroffen een groot geheim. Daarnaast werden al onze operaties in steekwoorden en met volstrekt overbodige codes in het schriftje genoteerd. Omdat ik zowel de boel had opgericht als het clublied had gecomponeerd, meende Pietje - alias Brillenjood - dat het te veel van het goede zou zijn als ik ook nog de ledenlijst onder mij hield. Het betekende dat dit hoogst geheime document in de twijfelachtige handen van deze boerenzoon belandde. Hij had een eigen hok onder in de hooiberg thuis en was ervan overtuigd dat dit de veiligste plek was voor onze geheimen. Ik was toen al een zorgelijk type en had dus mijn bedenkingen, maar ook als bendeleider moet je weten te delegeren. Niet lang daarna vervoegde Pietje zich aan onze achterdeur met een gezicht dat het ergste deed vermoeden. En jawel: de geheimenis van zijn hok bleek minder solide dan gedacht. Zijn broer had het schriftje gevonden en het tijdens de verjaardag van zijn moeder samen met de glaasjes brandewijn-met-suiker bij de visite laten rondgaan. De al snel ontcijferde bijnamen leidden tot hilarische scènes. Maar zijn vader had het boekje wat langer vastgehouden en wilde van enkele bedenkelijke operaties weten wat die precies hadden ingehouden. Ons clublied repte over heldenmoed en solidair zijn tot in de dood. Maar dat bleek Pietje er niet van weerhouden te hebben om, zonder dat er ook maar enige vorm van marteling aan te pas was gekomen, tot in details te vertellen wat de nogal bezwarende acties allemaal hadden behelsd. De volgende dag hoorde ik zijn broer mijn bijnaam (die ik hier voor geen goud onthul) over het schoolplein brullen. Vanaf dat moment ben ik mij ervan bewust dat geheimhouding zeer betrekkelijk is.

Net als u kreeg ik onlangs een brief in de bus: de overheid maakte trots bekend dat het Elektronisch Patiënten Dossier eraan zou komen. Mijn hart sprong op in mijn boezem: geweldig, hebben ze dus al die problemen weten op te lossen! Ik heb geen idee wat zo'n landelijke brief kost, maar ik weet wel duizend goede doelen die het geld beter hadden kunnen gebruiken. Er blijkt namelijk vrijwel niets te zijn opgelost.

Om te beginnen is, zoals u en ik weten, niets veilig op internet. Ik zou eens een bankstel in Gorinchem hebben gekocht en met een - kennelijk royaal uit de minibar slempende - partner in een hotel in Kirchengaarde of zoiets hebben verbleven. Op geen van beide locaties was ik ooit geweest.

Vervolgens blijft sowieso niets geheim wanneer meer dan één persoon over bepaalde informatie beschikt. Die andere heeft namelijk een partner of een collega, die heeft weer een vriend of vriendin, die weer iemand anders kent... 'Je hebt het niet van mij...' of 'Niet verder vertellen...!' Zo heb ik in groepen huisartsen-in-opleiding moeten vechten om te bereiken dat de ziektegeschiedenissen van BN'ers niet langer openlijk en onder veel gelach werden uitgewisseld. 'Dokters onder mekaar mogen dat, dat snap jij niet...!' Bovendien wordt zo'n elektronisch dossier natuurlijk een rotzooitje, zoals zoveel medische dossiers. Want sinds wanneer zijn medici ordelijker dan gewone Nederlanders? En wie gaat die warwinkel periodiek saneren? Daarnaast zal blijken dat huisartsen opvallend veel vaker tot interessante (schijn) diagnoses komen, omdat je tegenover half meekijkend medisch Nederland of tegenover hackers niet voor gek wilt staan met voor huisartsen toch uiterst nuttige diagnoses als: 'weet het nog niet' of 'maar eens even aankijken'. In ziekenhuizen staan de systemen de hele dag open. Oók voor wie gezwicht is om tegen een royale vergoeding data te verzamelen voor een malafide organisatie die met die gegevens goud kan verdienen. Gelukkig (?) ken ik veel dokters, dus ik krijg de gegevens er als het moet wel zo in dat zij mij geen schade kunnen berokkenen. Maar dat geluk heeft niet iedereen.

Het is leuk bedacht allemaal, maar het gaat niet werken. Ik heb me dan ook schielijk afgemeld! Als alle zorgaanbieders nou eens beginnen met goed naar de patiënten te luisteren, dan is driekwart van dat hele EPD al niet meer nodig!

Je weet niet wat je zegt...

In ons dorp liep de Lagere School - zoals die toen nog gewoon heette - van 1 juli tot 1 april. De lokale MULO had hetzelfde schema. Maar als je ging doorleren, waarvoor je naar de stad moest, dan zat je met een gat van vijf maanden. De paters van het Lyceum in Leiden deden de poorten namelijk pas op 1 september open. Geen nood, want men had voor mij en mijn soortgenoten een zogenoemde voorbereidingsklas in het leven geroepen. Dat was niet alleen nodig ter overbrugging van het gat in de tijd, maar vooral van de gapende kloof in kennis tussen de dorpsschool en het stadsonderwijs. Mijn vriendjes bleven gewoon in het dorp op school; de avonden die ik besteedde aan huiswerk vulden zij met kikkervisjes vangen, illegaal schapen melken, slootje springen of voetballen.

Ik was van jongs af aan een piekeraartje dat zich allerlei dingen afvroeg die je beter maar gewoon als mysterie kon laten bestaan. Actueel piekerdilemma was voor mij in die tijd de vraag of ik nou bevoordeeld was omdat ik naar het gymnasium mocht, of juist zwaar de klos omdat ik niet onbevangen en zorgeloos door kon blijven spelen. Na de zoveelste vermaning eerst mijn huiswerk af te maken ('... en je hebt nog geen piano gestudeerd ook!') vóór ik mocht gaan spelen, wist ik het plotseling helemaal zeker: je bent de klos als je een goed verstand hebt! 'Was ik maar net zo stom als Koossie!', verzuchtte ik opzettelijk duidelijk hoorbaar voor mijn moeder. Die had net de lichten uitgedaan in de kapsalon, waarin zij zich zes dagen in de week tien uur per dag te pletter werkte om haar zeven kinderen van een goede opleiding te kunnen laten genieten. Mijn opmerking moet haar dus door merg en been zijn gegaan. Ze vloog dan ook op mij af en gaf mij woedend een draai om mijn oren. 'Ben je helemaal gék geworden!', riep ze uit. 'Je weet niet wat je zegt!'

Ik wist natuurlijk heel goed wat ik zei. Althans: dat dacht ik, zoals wij allemaal vrijwel altijd menen heel goed te weten wat we zeggen. De realiteit blijkt echter anders. Dat is mij vooral tijdens de opleiding tot psychotherapeut én tijdens het observeren van heel veel huisartsconsulten overduidelijk geworden: in zeer veel gevallen zeggen we eigenlijk maar wat, zonder ons van de werkelijke betekenis bewust te zijn. We zitten meestal niet te liegen of opzettelijk de waarheid geweld aan te doen, maar we praten vaak in weinigzeggende termen. Daar hebben we onze (onbewuste) beweegredenen voor. De werkelijke betekenis van onze woorden blijft daardoor voor onszelf verborgen. Voor de goede luisteraar - die ook goed kijkt! - geldt dat vaak niet. Die merkt op dat de woorden niet overeenstemmen met de uitstraling van de spreker. Goede gesprekspartners, zoals huisartsen (horen te) zijn, kunnen daar veel mee doen: zij geven op een subtiele manier terug dat zij iets anders zien dan zij horen. Dat is een delicaat spel, omdat de ander niet voor niets verhullende woorden gebruikt. Je kunt je geholpen voelen als je te horen krijgt wat je uitstraalt, maar even goed betrapt.

Met Henk Lamberts, hoogleraar huisartsgeneeskunde, wiens overlijdensadvertentie ik vanmorgen onder ogen kreeg, heb ik daar felle discussies over gevoerd. Henk heeft heel veel voor de wetenschappelijkheid van de huisartsgeneeskunde betekend. Maar de gedachte dat hij – buiten zijn wetenschappelijk werk – soms niet zou weten wat hij zei, vond hij onverdraaglijk en bespottelijk. Mijn finest hour met Henk had ik dan ook toen ik hem, bekwaam counselend – ja, ik ben me d'r een – steeds dichter kreeg bij de ware betekenis van wat hij mij eerder die middag verteld had. Daar had ik het bij moeten laten, maar ik liet hem triomfantelijk zien dat niets menselijks hem vreemd was en dat ook hij zich dus niet bewust was van wat hij in eerste instantie had gezegd. Hij stond daarop zó bruusk op om een eind aan het gesprek te maken, dat zijn achteruit vliegende stoel bijna zijn heilige aquarium ramde...

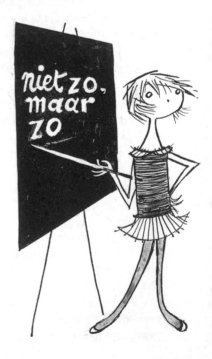

Nog altijd wordt vraagverheldering door de huisarts door velen gezien als een truc om naar zaken achter de openingszin te vissen, ofwel dingen te horen te krijgen die de patiënt wel weet maar niet vertelt. Nee, het gaat bij vraagverheldering om twee belangrijke functies. In de eerste plaats helpt het de patiënt meer helder te krijgen wat nou eigenlijk diens boodschap is: wat houdt hem bezig, wat doet hem komen? Dat zijn vaak overwegingen waar zorg, angst of gêne bij te pas komt, redenen waarom men iets niet onder ogen durft te zien of duidelijk onder woorden durft te brengen. Als de patiënt voor zichzelf meer duidelijkheid heeft, komt de tweede functie van vraagverheldering aan bod: dit beseffende, wat is dan 'uw concrete vraag voor nu aan mij als dokter'? En de uitkomst van het eerste blijkt in de praktijk het tweede - de concrete vraag - in hoge mate te beïnvloeden!

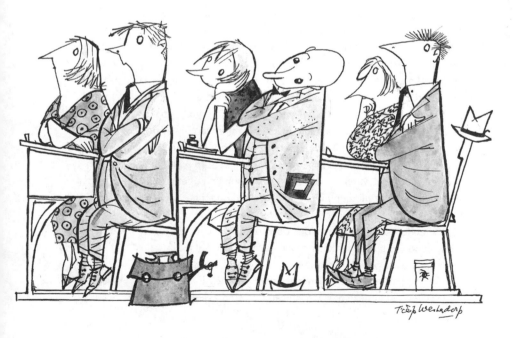

Klein, kleiner, kleinst...

Als de dag van gisteren herinner ik het mij nog. Het was om 6 uur 's avonds
al stikdonker, de kerk in ons dorp stond er druilerig en somber bij in de
novemberregen en wij, jongetjes van rond de 12 jaar, slopen naar binnen omdat
wij daartoe waren opgeroepen. De grote kerk bleek geheel duister op één
lamp na, die de plaatsen voor de preekstoel in enig licht zette. In die lichtkring
werden wij geacht plaats te nemen, liet de kromgebogen koster - ook al donker
gekleed - ons weten.

Het was retraiteweek of zoiets: een om de paar jaar terugkerend ritueel waarbij
een stel Jezuïeten, rechtstreeks gerekruteerd bij een katholiek soort Politbureau,
diverse groepen (verloofden, moeders, adolescenten en ook 'net ontwakende
jongetjes' zoals wij) kwamen bewerken. Normaal zorgen dertig 12-jarige
jongetjes voor een hels kabaal, maar het totale duister om ons heen, de harde,
gierende wind rond het kerkgebouw en de angst voor wat komen ging, maakten
dat wij muisstil zaten te wachten.

De Jezuïet die ons was toegewezen, kende ik nog van een vergelijkbare
happening van enkele jaren geleden. De tijd daarvóór keek ik voor het slapen
gaan altijd onder mijn bed om mij ervan te vergewissen dat er zich geen 'boef'
had verschanst. Maar sinds ik deze pater had leren kennen, leek een boef mij
niet langer het probleem. Mijn vader of moeder moesten mij keer op keer
verzekeren dat bedoelde pater '100 procent zeker weer in het zuiden zat...!'
'Erewoord?' 'Erewoord!' Pas dan kon ik de slaap vatten.

De pater was een boom van een vent, zo kaal als een biljartbal en had harde,
staalblauwe ogen. Hij kwam niet vóór of bij ons zitten, maar besteeg de
preekstoel en torende aldus drie meter boven ons uit. Sinds er meer bekend
is over de Amerikaanse gevangenissen in Irak, begrijp ik dat de hoogte en het
duister onderdeel waren van de strategie om ons nietiger dan nietig te maken.
'Veertien jaar was hij toen hij uit de rivier werd opgehaald. Hij had zichzelf
verdronken...!', schalde het klerikaal over onze hoofden. En weer even later:
'Zijn moeder vond hem op zolder, dood, hangend aan een touw...! Wat dat voor
lééd is voor zo'n moeder...!', met zó'n enorme uithaal op dat 'leed' dat ik in
mijn bank totaal verschrompelde.

Toen hij ons klein genoeg gekregen had, kwam de moraal: onderzoek (sic) had
uitgewezen dat al deze dramatisch aan hun eind gekomen jongetjes (want

ik geef hier slechts een selectie) kort voor hun wanhoopsdaad 'geonaneerd' hadden. Iets waar paters (met name als het anderen betrof) altijd heel sterk tégen waren. Helaas wist ik uit het woordenboek - waar het zomaar in stond - en ook al een beetje uit de praktijk, wat 'geonaneerd' betekende, zodat het laatste restje moed mij geheel in de schoenen zonk. De pater had zijn punt gemaakt, dus mochten we weg, het duister van de kerk uit, het donker van de novemberavond in, naar huis, waar ik niet eens zou dúrven antwoorden op de vraag waar de pater het over had gehad.

Vergis u niet, ik was helemaal geen doetje. Namens de klas protesteerde ik fel tegen 'wéér geen ijsvrij', ik trad op tegen allerlei ander sociaal onrecht en luisterde, uiterst gebrekkig pianospelend, de wervingsavond van de lokale fanfare op, om maar eens een paar heldendaden te noemen. Maar er zijn zaken waar een mens niet tegen opgewassen is. Dat kan een opperwezen zijn dat alles ziet en niet rust voor iedereen in nederigheid neerzijgt. Het kan ook een medisch specialist zijn die (suggereert dat hij) beslist over je uiteindelijke sterven of in leven blijven.

Hoezeer zijn gelovigen te benijden! Herman Finkers, wiens optreden wij onlangs bezochten, die heeft pas geloof in de dokters! Dat zit in zijn familie. Aan het sterfbed van zijn grootvader, zei de huisarts: 'Het spijt mij, mevrouw, uw man is overleden.' Maar opa zei zachtjes: 'Ik ben helemaal nog niet dood.' Waarop oma weer: 'Houd je mond, Cor, de dokter zal het heus wel het beste weten...!'
Ik heb helemaal niets van dat soort geloof. Ik denk altijd: je zal zien dat het fout gaat! Ook al weet ik al lang dat het helemaal geen zin heeft om zo te denken, want zonder dat ik dat denk, gaat het óók wel fout....

Sinds een aantal maanden leef ik weer volledig als een gezond en vitaal mens. Je bent dan snel vergeten in wat voor volledig hulpeloze toestand je in het ziekenhuis verkeerde. Hoe willoos je je van alles liet wijsmaken en aanpraten, hoe dom je belangrijke vragen uit angst achterwege liet, hoe soepel je regelrechte fouten voor lief nam, hoe gemakkelijk je meeging met suggesties die niet echt goed doordacht bleken, en ga zo maar door. En dat is ontzettend jammer, want juist als je weer normaal functioneert zou je dat aan artsen in alle rust haarfijn kunnen uitleggen!

Inleven...

Mijn opa had een tuinderij en ik hielp hem als kleine jongen in de zomermaanden steevast met bonen plukken. Aan één mandje bonen, waar je een halve dag over deed, hield je een kwartje over en een niet te verdragen rugpijn. Als je even rechtop ging staan om de boel weer enigszins in de juiste stand te krijgen, reageerde opa misprijzend. 'Wat heb je? Pijn in je rug? Je héb nog geeneens 'n rug, alleen maar het plekkie waar die later moet komen.' Volwassenen hadden toen nog niet veel op met kindergevoelens en opa was niet anders. Er was één keer een uitzondering. Mijn moeder, die 60 per week in haar kapsalon stond en en passant in 11 jaar tijd 7 kinderen baarde, bekocht dat met alwéér trombose in haar been. Ze lag thuis in bed en de toestand was zorgelijk. Terwijl ik bukkend de bonen plukte, zag ik, 12 jaar oud, haar steeds voor me, zoals ze stil in bed lag met van dat enge tandvlees waar het verdunde bloed met stromen uitliep. Om klokslag 3 uur begonnen de kerkklokken te luiden, in ons dorp het teken dat er iemand was overleden. Ik schrok me te pletter en keek wanhopig naar opa. 'Ga maar gauw!', zei die tot mijn stomme verbazing. Ik rende in één lange rush in paniek naar huis. Daar zat mijn moeder plotseling feestelijk rechtop in bed. Ze was een stuk opgeknapt, want de pastoor had 'het scapulier' gebracht en dat had (uiteraard) voor een wonderbaarlijke genezing gezorgd...

Jammer genoeg zijn dergelijke gunstige wendingen in onze tijd zeldzaam geworden. In Engeland is er al een bisschop die niet in de Holocaust gelooft, terwijl daar toch afdoende bewijzen voor zijn. Hoe moeilijk wordt het dan pastoors te vinden die nog met enige overtuigingskracht met zo'n wondermedaille, waarvan je niets kunt bewijzen, durven aan te komen? En als ze er al zijn: hoeveel patiënten hebben dan nog dat rotsvaste geloof van vroeger? Nadat rond de eeuwwisseling mijn 91-jarige moeder was bediend, omdat zij naar verwachting de volgende dag niet meer zou halen, keek zij, morfineblosjes op de wangen, de ziekenhuisaalmoezenier aan en zei tot diens verbijstering: 'Ja pastoor, nou zal ik spoedig weten of jullie me al die tijd belazerd hebben!' Dat was andere koek dan haar eerdere vertrouwen in die medaille.
Niet alleen de 'medicin' moet 'evidence based' zijn. Voor veel meer aspecten

van het leven geldt dat mooie praatjes niet meer voldoende zijn. Steeds meer christenen komen uit de kast als aanhanger van de evolutieleer en lijden wordt (behalve door een enkele hulpbisschop in Oostenrijk) niet langer gezien als straf van God of als een gegarandeerde methode om een zekere plaats in de hemel te verwerven. Dat betekent dat lijden nu 'uit' is. Daarom prijs ik mij gelukkig dat ik Nederlander ben. Je zult bijvoorbeeld maar in Italië wonen. Ja, het land is prachtig en de zon heerlijk, maar je hebt ook een premier die alle maffiapraktijken feilloos beheerst en plotseling 'meneer ethiek' zelve wordt als een vader zijn zeventien jaar in coma liggende dochter uit haar lijden wil verlossen. 'Zij menstrueert nog, dus kan ze nog een kind krijgen...' Hoe ver weg zou Balkenende moeten emigreren als hij zoiets bij ons gezegd zou hebben? Het heeft in Italië geleid tot godsdiensttwisten zoals wij die in de 19e eeuw kenden. Het valt mij altijd op (euthanasie in Italië, abortus in Amerika) hoe haatdragend en moordzuchtig sommigen van de zogenaamde verdedigers van het leven kunnen zijn. Hoe weinig introspectie moeten die mensen hebben dat zij de inconsequentie van hun gedrag niet zien?

In elk land wordt ondanks de strenge verboden euthanasie toegepast, zonder procedures en zonder deugdelijke controlemechanismen. Ook in Nederland hoor ik natuurlijk nog wel dubieuze verhalen van nabestaanden over de laatste uren, waarmee zij in het belang van de dokter maar beter niet te koop kunnen lopen. Maar in z'n algemeenheid is onze redelijkheid en openheid rond euthanasie een zegen. Ik ga tegenwoordig vol in de aanval als ik als Nederlander in het buitenland op onze 'onmenselijke' euthanasiewetgeving word aangesproken. Als begeleider van een SCEN-groep maak ik steeds weer mee hoe zorgvuldig en betrokken de artsen met het beëindigen van het leven omgaan. De uitwisselingen en besprekingen in deze groepen bevorderen de kwaliteit van de euthanasiepraktijk aanzienlijk. Dat komt in hoge mate door de grote bereidheid en de durf van vooral huisartsen om kritisch naar hun eigen handelen te kijken en naar de op- en aanmerkingen van anderen te luisteren. Van reflectie op je eigen handelen leer je het meest. Dat onze huisartsen daar de laatste tientallen jaren heel groot in zijn geworden, is iets om trots op te zijn. Wij hebben geen enkele reden ons beleid tegenover het buitenland te verdedigen. Integendeel: het is een prima exportproduct waar ze elders helaas vaak nog niet aan toe zijn.

Graaien...

Veel bijzondere vaardigheden had ik als kleine jongen niet. Ik kon een heleboel dingen wel aardig, maar uitblinken in het een of ander was er niet bij. Daarin kwam plotseling verandering toen ik mij in een knikkerpartijtje tussen twee jongetjes mengde. Ik pakte – ondanks luidkeels protest - de stuiter van een van hen op en mikte die met grote precisie drie meter verder op de stuiter van de tegenpartij. En dat kon ik herhalen! Stomverbaasd snelde ik naar huis waar ik nog een kwartje in mijn spaarvarken wist. Voor dit bedrag kocht ik een zakje kleien knikkers, waarvan bij thuiskomst de helft al kapot was, een netje met glazen stuiters en een mooie stalen knikker voor het mikken. Oefenend in de tuin bleek ik een klein mikwondertje. Dat moest ik uitbuiten!

Buurjongens die met hun royale knikkerbezit liepen te pronken, stonden binnen een halfuur beteuterd in lege zakken te loeren. Ik moest steeds verder van huis om nog jongetjes te vinden die een partijtje met mij aandurfden. Mijn moeder maakte van een oude flanellen pyjama een paar kingsize knikkerzakken met een lint erdoor om ze te sluiten. Het duurde niet lang of alle jongens hadden van hun ouders het consigne gekregen niet meer met mij te knikkeren. De dikke builen waarin ik wellustig liep te graaien, begonnen mij dan ook wat te bezwaren, want het werd erg stil om mij heen. De jongens wilden niet alleen niet meer met mij knikkeren, ik werd als een soort Rupsje-Nooitgenoeg-avant-la-lettre ook niet meer tot de vriendjeskring toegelaten. Gelukkig waren er in ons dorp niet nóg een paar van die patsertjes zoals ik, want dan was ik zeker met hen een young-boys-netwerk begonnen. Dan zou ik totaal verkeerd terecht zijn gekomen. Nu heb ik nog tijdig, bij een liefdadigheidsevenement van de dorpsfanfare, mijn buidels royaal kunnen doneren voor de 'zwartjes-in-Afrika', waarna het tussen mij en de andere jongetjes toch nog goed is gekomen.

Ik moest denken aan het gemak waarmee ik mij liet meeslepen met deze knikkergekte toen ik een tv-programma over de Stichting Philadelphia zag. Als je deze dagen alle krankzinnigheid over de banken ziet, denk je nog: het is maar geld. Maar bij de Stichting Philadelphia gaat het om de zorg voor (zwaar) gehandicapte patiënten. Een old-boys-netwerk van elkaar ballen toespelende en uit de controle-wind houdende heren, jaagt allerlei megalomane (lucht) kastelen na of komt het vacatiegeld ophalen voor niet gehouden toezicht. Die nagejaagde kastelen zijn voor de heren zelf misschien nog nuttig, en wellicht ook voor een aantal 'vrindjes', maar in elk geval niet voor de patiënten waarom het uiteindelijk gaat. Het is wel duidelijk dat je niet gereformeerd hoeft te zijn om te denken dat de mens tot het kwaad geneigd is. We zien het al tientallen jaren: zodra de controle minder werd – en dat moest in de jaren zeventig zo nodig – nam de fraude en het misbruik toe. Hoe is het in vredesnaam mogelijk geweest dat men de marktwerking in de zorg tóch invoerde? Iedereen die even dóórdacht, wist toch dat daar brokken van zouden komen? Al was het maar om de denkfout dat de zorgvraag een soort stabiel gegeven is. Ik heb het al vaker betoogd: zodra de zorg vraaggestuurd wordt, wordt natuurlijk ook de vraag met zorg gestuurd...! Zo gauw er marktwerking in het geding is, wordt alles in het werk gesteld om de (zorg)vraag tot grote hoogte op te stuwen. Om daaraan dan weer het hoofd te bieden, zijn er hele horden nieuwe zorgaanbieders nodig. En zodra er sprake is van marktwerking, komen er allerlei niet-deugende figuren uit hun holen gekropen. Artsen op de loonlijst van farmaceuten of andere belanghebbenden prijzen (be)handelingen aan, waarvoor geen enkele wetenschappelijke grond te vinden is. Een ziekenhuis wordt zó belachelijk luxe gebouwd en aangekleed, dat er vóór het geopend wordt al grote groepen mensen moeten worden ontslagen. Thuiszorgorganisaties zuchten onder malafide directeuren die er met de buit vandoor gaan. De niet te ontwarren knopen van het persoonsgebonden budget zijn zó ingewikkeld dat je erop kon wachten dat allerlei louche figuren mensen hun geld en dus hun zorg zouden ontfutselen.

De inner circles zeggen steeds dat je goedbetaalde mensen aan de top nodig hebt, omdat je anders geen kwaliteit krijgt. Een totale omkering van de werkelijkheid! Als je een duurbetaalde topman (het zijn bijna alleen maar mannen) hebt, is de kans buitengewoon groot dat je een fout figuur hebt aangetrokken. Iemand die te veel aan zichzelf denkt, die niet weet wat gewone bedragen voor gewone mensen betekenen, iemand die zich in niets, dat buiten zijn eigen kring valt, kan inleven. Kortom, iemand die niet meer leeft voor zijn hoofdtaak: de zorg voor mensen waar het allemaal om te doen is. Voor die taak zijn gewone, toegewijde mensen, met gewone, nette salarissen veel en veel geschikter.

Wolkenvelden...

In mijn jonge jaren had ik twee vriendjes met een moeder 'waar iets mee was'. De eerste was een lieve, bijna altijd wat verdrietige vrouw die met een enorm lichaam in een stoel achteroverlag. Alles wat ze deed en zei, ging even langzaam. Haar toestand - ze had 'lamme benen' - was ontstaan toen zij in de keuken bezig was en haar baby van het aanrecht in een teil met heet water viel. Honderden keren vertelde ze dat ze het kind had kunnen redden als... als haar benen het maar niet begeven hadden. Mijn vriendje Gerrit en zijn talrijke broertjes en zusjes gingen met hun moeder om als met een geliefd huisdier: ze aaiden haar in het voorbijgaan en vonden het gek dat ik niet hetzelfde deed. Maar ik wist me geen houding te geven en probeerde pijnlijke momenten zoveel mogelijk te vermijden door vooral in de deuropening te blijven staan en te veinzen dat ik het wenkende gebaar van de moeder niet zag.

Mijn tweede vriendje, Henkie, had een moeder die ik niet anders kende dan zittend aan de keukentafel, met haar hoofd in haar handen. Ik heb haar nooit iets horen zeggen. Zij deed geen enkele poging contact te maken, ook niet met haar zoontje dat zich in werkelijk duizend bochten wrong om tot haar door te dringen. Hij hing om haar heen, ging naast haar zitten, knuffelde haar onophoudelijk, wreef over haar rug, vroeg of ze thee wilde... Ik heb nooit enige reactie gezien. Ik weet nog goed hoe ellendig ik me voelde bij dat machteloze pogen van die jongen om zijn moeder op te beuren of om in elk geval contact met haar te krijgen. En ik voel me er tot op de dag van vandaag schuldig over dat ik hem op een gegeven moment heb gezegd niet meer bij hem te willen komen, als ik dan ook in de keuken met zijn moeder moest zijn. Hij had in elk geval de guts om te zeggen dat ik dan beter maar helemaal kon opsodemieteren! En dwars door mijn schaamte was ik enorm opgelucht toen ik hun hekje voor het laatst achter mij dichttrok.

Die moeders hadden, denk ik, de pech dat ze te vroeg geboren waren.

De psychiatrie was er toen nog met name voor de gegoede stand en de farmaceutische industrie had haar oog nog niet laten vallen op de depressieve patiënt als royale bron van inkomsten.

Tijdens de bio-energeticaopleiding die ik in de jaren zeventig volgde, maar vooral tijdens de persoonlijkheidstrainingen met huisartsen-in-opleiding waarin

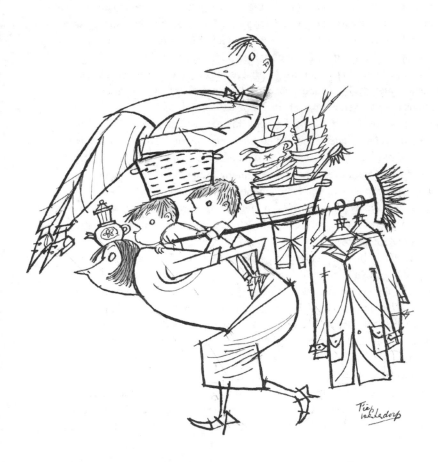

ik die bio-energetica toepaste, trof mij keer op keer de verbinding die er (b)leek te zijn tussen depressieve gevoelens en (het onderdrukken van) agressie. Ik heb het altijd jammer gevonden dat de theorie van de bio-energetica zo gammel onderbouwd was, dat ik mij als professional er niet met heel mijn hebben en houden in durfde te storten. Jammer, want geen andere uitgangspunten geven zoveel waardevolle informatie over de wisselwerking tussen lichaam en geest. En met geen andere technieken werden in de persoonlijkheidstrainingen zulke wonderbaarlijke vorderingen geboekt! De veelvoorkomende verbinding tussen depressie en (het wegstoppen van) agressie kan juist voor mensen die werken in de gezondheidszorg van groot belang zijn. Een recente ziekenhuisopname (ja, ik heb de premie er intussen wel uit...) heeft mij opnieuw aangetoond hoe sterk de nadruk ligt op je inhouden en vóór alles kalm blijven. Je mag half doodgaan, je mag vrezen dat je stikt, je mag honderd keer gelijk hebben dat ze iets niet gedaan hebben wat ze wel hadden toegezegd, maar er wordt alleen notitie van genomen als je het netjes en vooral rustig weet te brengen. Toen mijn vrouw - die zelf (terecht, denk ik) zegt aan een ziekenhuisfobie te lijden - met reden uitviel tegen een coassistente die mij 'te harer lering ende vermaeck' blééf bevragen terwijl ik telkens in slaap viel, kwamen de hulptroepen aangesneld en werd overwogen de beveiliging te bellen om mijn vrouw, die intussen totaal overstuur zat te huilen, het ziekenhuis uit te laten zetten. Onderscheid maken tussen malloten met een mes en overbezorgde, wanhopige mantelzorgers was kennelijk te ingewikkeld. De rust werd verstoord en dat is in de zorg niet de bedoeling.

Dankbaar dat ik hun spreekuren mocht bijwonen, heb ik huisartsen vaak gevraagd hoe zij het volhielden om een spreekuur lang, met vierentwintig of meer patiënten, nooit eens ongenoegen te laten blijken terwijl daar vaak bepaald alle reden voor was. Tja, dat ging gewoon zo. Maar dat kan niet gezond zijn. Niet voor de dokter, maar ook niet voor de patiënten, die daardoor menige wake-up call moeten missen. Het is veelzeggend dat 'De prijs van het aardig zijn' jarenlang het best verkochte boek van het Nederlands Huisartsen Genootschap was.

Ik wens de huisartsen van harte toe dat zij de depressiviteit buiten de deur weten te houden, onder andere door op een goeie manier meer lucht te geven aan hun agressieve gevoelens. Zij worden er beter van en hun patiënten hebben er recht op!

Broeders hoeder?

In mijn jeugd sliep ons hele gezin op zolder, want dat was de enige verdieping die bovenop onze nietige begane grond was gezet. De zeven kinderen sliepen, verdeeld over een vijftal bedden, in de diverse hoeken. Die hoeken waren door gordijnen van elkaar afgeschermd, een beetje zoals in ziekenhuizen de gordijnen om het bed worden gesloten als je op de steek moet of als professor in aantocht is. Bij mijn ouders waren de gordijnen vervangen door houten wandjes en een heuse deur, zodat ongestoord naar het aantal van zeven kinderen kon worden toegewerkt.

Het voeteneind van de bedden stond altijd aan de kant van de goot, waar de schuine balken de vloer raakten. Zo kon je in het midden van het bed net rechtop zitten zonder je hoofd te stoten, en aan het hoofdeinde zelfs bijna rechtop staan. Dat had bij mijn bed een extra voordeel, want één van de twee schuine dakraampjes die de zolder rijk was, bevond zich recht boven mijn kussen. Als ik daarop ging staan, kon ik uit dat raampje hangen en - als ik geluk had - contact maken met buurjongetjes in vergelijkbare omstandigheden. Omdat ik, in tegenstelling tot klasgenootjes, nooit griep of koorts had en dus nooit eens thuis mocht blijven, ging ik hartje winter vaak in mijn door mijn moeder gebreide hemdje minutenlang uit dat raampje hangen. De ijskoude nacht en het feit dat ik het met ijsbloemen versierde raampje met mijn kruin omhoog moest houden, maakten dat ik na ongeveer een kwartier vrijwel verstijfd weer in mijn bed terugzakte. Ik bibberde zo erg dat mijn hele bed meetrilde. Nu werd ik doodziek, dat wist ik zeker. Maar telkens als mijn vader zijn 'opstaan allemaal'-hoofd uit zijn houten bolwerkje stak, moest ik tot mijn teleurstelling constateren dat ik nog altijd kerngezond was en dus naar de kerk en vervolgens naar school moest. Dat maakte wel dat ik de eerste van de klas bleef, want het kerkbezoek werd bij gelijke stand van de cijfers als doorslaggevend beschouwd. Dat werd fataal voor Pietje, met wie ik altijd om de eerste plek streed. Die kon wel goed leren, maar niet naar de kerk omdat hij moest helpen melken. Zijn vader, op het onrecht attent gemaakt, was niet onder de indruk: 'Van goed melken kom je ook in de hemel...!' Ik hoop voor Pietje dat hij gelijk had, zodat er boven nog iets kan worden rechtgezet. Eén keer had mijn vader tot heel laat zitten lezen en trof hij op zolder aangekomen een gebreid onderbroekje aan, waarboven een nauwelijks bedekt torsootje in de vrieskou verbleef. Kortom, ik werd betrapt. Of ik @#$&*! helemáál gek geworden was. 'Je kan wel doodziek worden met dat onverantwoorde gedoe...!' En even later lag ik weer in bed te rillen, met alleen warme plekken op m'n billen, daar waar de klappen van mijn vader terecht waren gekomen. Ik heb het daarna niet meer gedaan.

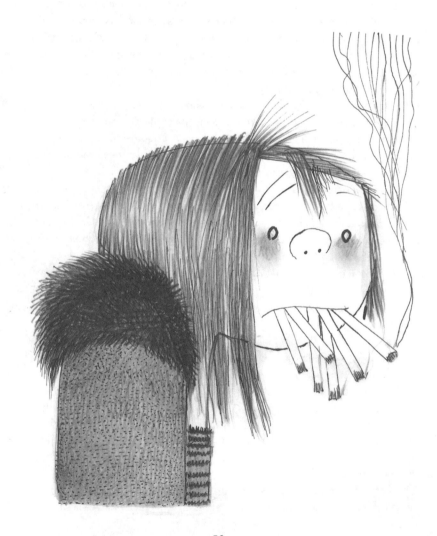

Volwassenen zijn natuurlijk niet zo getikt om uit een dakraam te gaan hangen om ziek te worden. Die weten wel beter. Die doen juist alles om níet ziek te worden...

Opgenomen op de longafdeling had ik de eer de kamer te delen met mensen die één of twee dagen te gast waren omdat ze via het infuus een chemokuur moesten ondergaan. Een van deze patiënten maakte zich hevig zorgen over de mobiliteit van het infuus, want als dat niet kon rijden, kon hij niet elke twee uur even de gang op, de lift in, de begane grond over naar de uitgang om daar... een sigaretje te roken! Maar het personeel stelde hem gerust: het infuus reed prima. Ik was stomverbaasd. Over dat roken, maar meer nog over het feit dat het verplegend personeel, van verzorgend tot helend, het kennelijk geen punt vond. Natuurlijk kan het haast niet anders dan dat ze het wél mesjogge vonden, maar de code is kennelijk dat het eenieders eigen verantwoordelijkheid is hoe hij leeft en dat we iedereen in zijn waarde moeten laten. Maar zou zo iemand niet veel meer gebaat zijn bij een medische omgeving die hem duidelijk maakt dat hij zijn ogen uit zijn kop moet schamen en dat men het werken op deze manier demotiverend vindt?

Het viel me in vele spreekkamers van huisartsen ook op hoe zelden die rechtstreeks tegen de patiënt zeiden wat ze direct na diens vertrek, vaak verontwaardigd, tegen míj zeiden. Dat mevrouw A het heen en weer kon krijgen, omdat ze haar medicijnen toch niet innam; dat meneer B te vuil was om aan te pakken en nog stonk ook; dat die zak van een meneer C niet alleen rookte als een ketter, maar dat ook nog in de auto deed waar z'n drie kleine kinderen bij waren, die alle drie astma hadden... et cetera, et cetera.

Ik ben ervan overtuigd dat de huisarts nog altijd veel invloed kan uitoefenen, vooral wanneer hij of zij authentiek, met autoriteit en zorg onverbloemd zijn of haar mening geeft over bepaalde ongezonde levenswijzen van hun patiënten.

Een sterke man... (1)

Ik ben opgevoed zoals vrijwel al mijn leeftijdgenoten: onze ouders moesten na de oorlog het land opbouwen en wilden daarbij door hun kinderen niet te veel gestoord worden. Dat zou ik, toen onze kinderen kwamen, anders doen. Waarom weet ik eigenlijk niet, want ik ben van mijn opvoeding bepaald niet slechter geworden. Ik had me ook voorgenomen mijn kinderen realistisch op te voeden. "Als een boef nou in ons huis komt? Wat doe jij dan?", vroeg mijn oudste zoon na het voorlezen. In zijn kleine pyjamaatje keek hij mij met z'n blauwe ogen vol verwachting aan. "Als hij niet heel sterk is, stuur ik hem gelijk de deur weer uit", antwoordde ik naar waarheid. Mijn antwoord stelde hem duidelijk teleur, maar ik wou hem geen fabeltjes vertellen. De tijd daarna sliep hij slecht en stelde de vraag steeds opnieuw. Ik sprak erover met een vriend: je moet gewoon overdrijven, kreeg ik te horen, je moet hem geruststellen of dat nou realistisch is of niet. Die avond kwam weer dezelfde angstige vraag: "Als er nou een boef in huis komt?" Ik liet mijn bedenkingen varen en antwoordde dat ik hem dan regelrecht het huis uit zou schoppen. Daarmee had ik de geest al te veel uit zijn flesje laten komen, want hij ging door: "Maar als hij nou heel sterk is?" "Dan schop ik hem nog veel harder het huis uit." Hij werd al iets enthousiaster maar was nog niet geheel overtuigd: "Maar als het nou een héél, héél erg sterke boef is, een reus of zo?" wilde hij voor alle veiligheid nog weten. Ik was intussen door het dolle heen en zei volkomen belachelijk: "Dan pak ik hem bij zijn voet en slinger ik hem drie keer boven mijn hoofd en dan laat ik hem zo dwars door het raam naar buiten vliegen, zodat hij beneden in de bosjes terecht komt." Ik weet het, dit was buiten alle proporties, maar het effect was geweldig. Hij stond opgewonden te springen, imiteerde mijn zwaaiende gebaar en mijn nakijken van de vliegende reus richting bosjes beneden. Daarna zuchtte hij diep, ging onder zijn Mickey Mouse dekbed liggen en sloot tevreden zijn ogen. Van slaapproblemen was geen sprake meer.

Tijdens mijn ervaringsleren de laatste jaren in de gezondheidszorg moet ik hier vaak aan denken. De tijden zijn veranderd en de dokter moet wel alles weten, maar mag tegenover de patiënt eigenlijk de wijsheid niet langer in pacht hebben of denken in pacht te hebben.
Nou ja..... Tijdens een vervelend verblijf op de longafdeling suggereerde

de zaalarts dat het niet slecht zou zijn als ik een pneumococcenvaccinatie zou halen. Een week later zei de huisarts dat het beter was daarmee tot na de vakantie te wachten in verband met de bijwerkingen. Tijdens een nascholing zei een van de huisartsen spontaan: "Hebben ze jou nooit een pneumococcenvaccinatie gegeven? Zou ik jaren geleden al gedaan hebben." Op de longpoli voor mijn finale controle (restloos genezen, dank u) zei ik genoemde vaccinatie te zullen krijgen. Tja, dat kon ik doen, al was het de vraag of het iets deed, maar als iemand er voor in aanmerking kwam, was ik het. Een half uur later voor de kwartaal APK bij de hematoloog (ja, het ziekenhuis had het zó gepland dat ik binnen een half uur twee specialisten kon spreken!!!). Tussen neus en lippen door even verteld van de vaccinatieplannen. Ho, ho!! Dat moest ik vooral niet doen. Bewijs van de werking was nog nooit geleverd, wel van een hoop ellendige bijwerkingen. En bovendien: "Na zo'n infectie als die van u heb je de antistoffen al waar die vaccinatie voor bedoeld is." Laten zitten dus.... Hoe zeker waren al die artsen nou eigenlijk van hun standpunt?

Of: "Zou ik dat niet weg laten halen?" vroeg de patiënt. De huisarts leek het een goed idee, maar wilde eerst de specialist er even naar laten kijken. "Dat weg halen? Nergens voor nodig, dat kan absoluut geen kwaad." Patiënt opgelucht, tot een keuringsarts er weer over begon. "Ik zou dat maar even weg laten halen, als ik u was." Op maar weer naar de huisarts, waar hij een andere trof dan de eerste keer. "Nee hoor, maak je daar maar niet druk over." Hoe zeker waren zij?

Je hoort vaak dat mannen het tegenwoordig moeilijk hebben, omdat van hen mannelijke stoerheid en tegelijkertijd invoelende vermogens en emoties worden verwacht. Zo'n soort probleem hebben artsen eigenlijk ook. Open, eerlijke dokters zouden natuurlijk heel vaak moeten zeggen: "Al sla je me dood, ik heb er geen idee van." Maar wanneer ze "Nee verkopen" pikken veel patiënten dat niet, omdat zij nou eenmaal vaak (veel te) optimistisch over ingrijpen denken. Diep van binnen willen veel patiënten volgens mij een dokter die de onzekerheid bij z'n voet pakt, drie maal boven zijn hoofd in de rondte slingert en hem dan zó het raam uit laat vliegen...

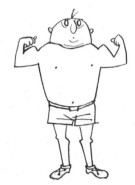

Een sterke man... (2)

Mijn studietijd viel in de woelige jaren zestig. Het was een vrijgevochten bende, ik geef het met veel napret toe. 'Jullie leefden als beesten!', zegt mijn oudste zoon minachtend als op tv tipjes van de jaren-zestig-sluier worden opgelicht. Ja, het viel niet mee. Om met Fokke en Sukke te spreken: 'Vrije seks? Niks vrije seks, je móést!!' In plaats van frisse T-shirtjes droegen meisjes niet zelden een Perzisch tapijtje en de douchecultuur van deze dagen was nog niet uitgevonden. Het was dan ook niet verwonderlijk dat je zo nu en dan tijdens het tandenpoetsen een uitheems soort uitslag op je torso waarnam. Op een avond zag het eruit of ik de Bolletjestrui had gewonnen. Hypochonder als ik ben, zat ik de dag daarop al in de wachtkamer van de huisarts, die in de volksbuurt waar ik woonde goed bekend stond. Hoewel van Indonesische afkomst was hij een enorm grote man. Ik toonde hem mijn torso. Hij kwam het eens van nabij bekijken, vroeg mij een paar keer helemaal rond te draaien en ging daarna weer rustig zitten. 'Daar gaan we het grote boek bijpakken', zei hij en hij haalde uit de royale boekenkast achter zich een soort huidatlas. Hij bladerde, hield het boek van tijd tot tijd vanuit de verte naast mijn lijf om een foto te vergelijken met mijn omstreden vlekken en bladerde dan weer verder. Opeens lichtte zijn gezicht op: 'Dit begint erop te lijken!' Hij stond op en pakte een grote spiegel die hij rechtop op zijn bureau vasthield. Met zijn andere hand hield hij de zojuist gevonden plaat overeind en vroeg: 'Als je het zo bekijkt: vind je dan niet dat het er erg op lijkt?' Ik moest hem gelijk geven. Hij nam het boek weer ter hand en zei: 'Nou, dan gaan we eens kijken hoe het heet en vooral wat je eraan kunt doen.' De naam van de aandoening weet ik niet meer. Maar met één vinger van zijn linkerhand in de tekst de woorden volgend, schreef hij een recept uit dat later wonderen bleek te verrichten. Ik was diep onder de indruk van deze dokter!

Ik praat, omdat zelfs mijn niet meer helemaal koosjere bloed kruipt waar het niet gaan kan, veel met vrienden en familie over huisartsen. Dan valt op hoe tweeslachtig de houding van zowel patiënten als dokters vaak is. Een patiënt met een beetje opleiding vindt dat hij alle beslissingen zelf moet nemen. De huisarts levert, net als internet, informatie en op basis daarvan neemt de patiënt zijn beslissingen. De huisarts moet zich vooral niet met zijn manier van leven bemoeien. En dat geldt eens te meer wanneer die manier van leven ongezonde elementen bevat, zoals roken of te veel drinken. Dat past mooi bij de houding van veel moderne dokters: 'Ik kan niet méér doen dan u informatie geven, en vervolgens is het uw eigen zaak en verantwoordelijkheid wat u daarmee doet.' Een van de huisartsartsen in opleiding aan wie ik supervisie gaf, drukte dat als volgt uit: 'Ik mag dan aan de VU studeren, maar ik hoop niet dat u met dat "ik ben mijn broeders hoeder"-gezeur aankomt. Das war einmal...' Andere, vaak wat oudere, huisartsen die moeite hebben met de veranderende houding van patiënten, zeggen mismoedig: 'Als ze het zelf allemaal zo goed weten, dan moeten ze het ook maar zelf uitzoeken.'

Tegelijkertijd laten huisartsen weten dat het hun motivatie vermindert wanneer patiënten foute beslissingen blijken te nemen of zich te veel laten beïnvloeden door de optimistische kijk op 'wat ze allemaal kunnen tegenwoordig'. En patiënten blijken het de dokter achteraf kwalijk te nemen wanneer deze niet gewaarschuwd heeft voor gevolgen die hij had kunnen voorzien. Maar ja, die mocht zich immers niet met hun leven bemoeien?

Huisartsen hebben als generalisten een schat aan ervaring over de manier waarop veel klachten verlopen, over de rendementen van verwijzingen naar specialisten, over de risico's van terughoudendheid én van ingrijpen. Die ervaring hoort óók bij de informatie die de huisarts zou moeten geven. Tijdens mijn observaties van tientallen huisartsen bleek het meeste effect uit te gaan van opmerkingen als: 'Ja, ik kan u niet tegenhouden, maar ik zou het zelf nooit laten doen...', of: 'Daar heb ik eerlijk gezegd alleen maar ellende van gezien...', of: 'Dat zou ik u niet kunnen zeggen, en geen enkele andere dokter ook. Want dat weten we gewoon (nog) niet.'

Naar mijn mening willen patiënten vooral alles zelf beslissen wanneer zij hun huisarts ervaren als afstandelijk. De huisarts die er blijk van geeft dat zijn of haar kennis (of opzoekvermogen: zie de huisarts bij mijn pukkeltorso) op peil is, dat hij of zij daadwerkelijk luistert naar wat de patiënt bezighoudt en de eigen ervaringen ten dienste wil stellen van de patiënt, is de sterke man of vrouw waar mensen naar zoeken. Ik heb nog geen enkele patiënt ontmoet die bij zó'n sterke huisarts ingewikkeld ging doen over zich al dan niet met zijn leven bemoeien.

Wat had u gehad willen hebben?

Mijn moeder zou binnenkort 100 zijn geworden, ware het niet dat zij het, bij het aanbreken van deze eeuw, wel genoeg vond. 'Ik houd ermee op, het is mooi geweest', zei ze tijdens mijn tweewekelijkse bezoek. Een week later was ze dood. Altijd een kordate dame geweest. Een actieve ook, want ze dreef vanaf haar twintigste een grote kapsalon en creëerde en passant een gezin van zeven kinderen. 'De eerste twee waren van je vader, de overige vijf van Onze Lieve Heer', placht ze te zeggen, daarmee refererend aan de promotionele bezoekjes van de pastoor zodra hem de tijdspanne na een geboorte wat te royaal begon voor te komen. Ik denk met veel liefde en bewondering aan haar terug, maar haar neringdoen bracht wel een paar lastige zijverschijnselen met zich mee. Zo hing er een lijst in onze keuken van slagers, bakkers en andere middenstanders, compleet met de dag waarop zij aan de beurt waren. De ene week moesten wij de boodschappen doen bij de protestantse winkeliers, de andere bij de katholieke. Als het stortregende moest je tóch naar de verre winkel – en niet naar de buren – als de lijst in de keuken aldus aangaf. Zo hield mijn moeder iedereen te vriend, want zij kapte nu eenmaal hoofden van meerdere confessies. Maar een groter bezwaar was wat ik mijn moeders 'klantenlach' noemde. Regelmatig hoorde ik haar lach vanuit de kapsalon komen. 'Leuk, zo'n vrolijke moeder', hoor ik u denken. Ja, dat was het ook. Maar regelmatig kon je duidelijk horen dat haar lach niet het gevolg was van vrolijkheid maar van haar zakeninstinct. Ze lachte mee om iets dat ze niet leuk of misschien zelfs verwerpelijk vond. Ze wilde coûte que coûte alle dames te vriend houden. Als iemand heur haar pikzwart wilde, ging de teer erin en als mevrouw het wit wilde de peroxide. 'Snap jij zo'n mens nou?', hoorde ik mijn moeder dan tegen een van de kapsters zeggen. 'Het staat haar helemaal niet.' Dat tegen de klant zelf zeggen was zelfs voor mijn moeder, die in huiselijke kring buitengewoon direct was, kennelijk toch te gevaarlijk. Aan de andere kant van het dorp was er immers een concurrerende salon.....

Prettig was het niet, maar je kunt zoiets nog wel accepteren in de handel, waar de gevolgen meestal beperkt zijn. Voor de gezondheidszorg ligt dat echter totaal anders, al is die nog zo (wat een blunder!) marktgericht. In de gezondheidszorg gaat het immers om het beláng van de patiënt, en dat is

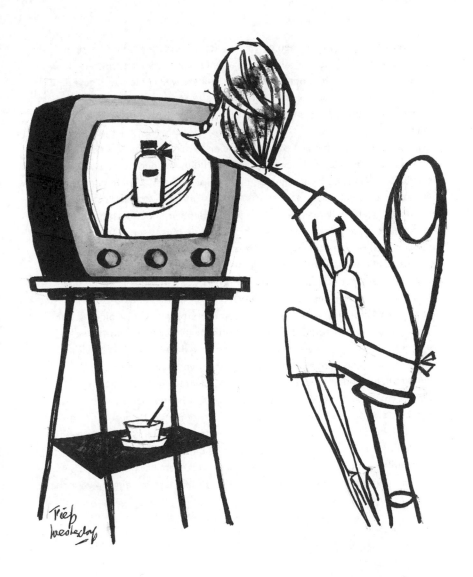

lang niet altijd hetzelfde als de wéns van de patiënt. Of die nu mevrouw Van Leeuwen heet of Michael Jackson. Het zou heel treurig zijn als de huisartsen dat verschil steeds minder gingen maken. Toch lijkt het daar wel een beetje op. Op mijn column 'Broeders hoeder?' hebben meerdere huisartsen gereageerd.

'Helemaal mee eens, we moeten ons meer uiten! Ik probeer dat ook te doen.'
Maar dan volgden allerlei verhalen over patiënten die boos vroegen waar de
dokter zich mee dacht te moeten bemoeien, of hem wellicht iets was gevraagd,
of hij had doorgeleerd om 'ik weet het ook niet' te zeggen, of dat hij beter direct
het recept had kunnen uitschrijven, want dat had minder tijd gekost dan nu met
al dat geklets.

Ik wil het nu even niet hebben over het groeiende deel van ons volk dat zich
kenmerkt door een minder beleefde manier van uiten en dat steeds hogere
eisen stelt aan de sociale vaardigheden van hulpverleners. Ik wil het ook even
niet hebben over het belang van het als huisarts uiting geven aan je zorgen
om iemands leefstijl. Ik realiseer mij heel goed dat de minder hechte arts-
patiëntrelatie als gevolg van de groepspraktijken en huisartsenposten zoiets
niet gemakkelijker maakt. Nee, het gaat mij nu om de eeuwige misvatting dat
de mens zich in het algemeen wel bewust is van zijn diepere beweegredenen,
wensen en gevoelens. De entertainmentindustrie, tv, internetverslaving of het
drankgebruik zijn heel geschikt om die bewustwording te voorkomen. Dat is
niet zo erg als men daarvoor kiest. Het heeft echter nogal wat gevolgen als de
behoeften aan hulp of zorg die 'vanuit die buitenkant' worden geformuleerd,
ook op face value worden geaccepteerd en de zorg daar vervolgens op wordt
afgestemd. Een goede vraagverheldering moet er vooral op gericht zijn de
patiënt te helpen nu eens niet door te rennen, maar even stil te staan bij
waar hij nou werkelijk mee geholpen zou zijn. Daar heb je niet per se een
langdurige en goede relatie met de patiënt voor nodig. Wel de bezorgdheid
om de patiënt en om waar we met z'n allen in de gezondheidszorg mee bezig
zijn. Maar vóór alles het besef dat de gezondheidszorg over een aantal jaren
de gezondheidsindustrie heet, wanneer bij zorgverzekeraars, hulpverleners en
klachtencommissies het patient pleasing steeds meer terrein zal gaan winnen.

Doordacht handelen...

Een parabel...

Het kostte mij wel enige overredingskracht, maar ten slotte had ik ze toch
zover gekregen dat ze met mij op pad gingen: mijn twee jaar jongere broertje
Dick van 9 en mijn vriendje Siem van 11. We gingen lopend 'naar zee'. Op
het benauwde 'is het ver?' van mijn broertje had ik geantwoord dat het 'wel
een heel eindje' was, maar dat we dat er wel voor overhadden omdat de zee
tenslotte niet niks was. Jaren later begreep ik dat het ruim vijftien kilometer
was. Op onze door het voetballen afgetrapte schoenen en zonder enig proviand
hadden we in een modern tv-programma over survival niet misstaan. De eerste
kilometers gingen nog zo gek niet. Dat werd echter anders naarmate wij ons
dorp verder achter ons lieten. Details kon ik niet meer verstrekken, omdat we
opa's landje al voorbij waren.

Het halen van het volgende dorp, naar later bleek op de helft van de route,
gaf weer enige moed. Het was wel jammer dat wij niets tegen de knagende
honger konden kopen, want het mij tegenwoordig zo vertrouwde gebaar van
naar mijn kontzak grijpen, kende ik nog niet. We hadden, sámen, 25 cent
zakgeld per week en dat werd uiteraard al op de dag van ontvangst in een ijsje
van vijf en enkele vellen eetpapier van Kees de Pissert omgezet. Al snel werd
het uiterste van mijn overredingskracht en leiderschap gevraagd. Nadat wij uit
een bakkerskar ieder een krentenbol hadden gepikt, kreeg ik ze weer enige tijd
aan het lopen. Het begon al donker te worden toen ik hen, aan de rand van
Noordwijk, met lepe verleidingskracht juichend attent maakte op een bordje
'Naar zee'. Ik meende zelfs duinen te zien, voegde ik er gluiperig aan toe, maar
niets bleek meer in staat mijn kompaantjes nog te motiveren. Mijn broertje
wist zeker dat er een laagje bloed in zijn schoenen stond en Siempie wilde
'naar huis', waarop ik snedig reageerde dat ie dan maar alleen terug moest
lopen. Zelfs zijn naar huis willen, triggerde bij mij nog steeds niet het besef dat
we ook nog terug moesten. De zee was het einddoel; over het leven na de zee
had ik nog niet nagedacht. Dickie ging op een muurtje zitten en dreinde dat-ie
verder gedragen moest worden en Siempie wist ineens 'een kortere weg...'(???),
zodat ik al spoedig in m'n eentje de bordjes naar het einddoel volgde. Het was
al vrijwel donker toen ik eindelijk de zee zag. De overrompelende ervaring die
dat had moeten zijn, werd hevig getemperd door de ongerustheid over m'n

reisgenoten en – eindelijk - wat zorg over de weg naar huis terug. Argeloos vroeg ik aan een mevrouw of zij de weg naar Sassenheim wist. Dat deed ze, maar haar gevoel voor pluis/niet-pluis deed haar mij op het politiebureau afleveren. Daar zaten de andere twee al als ellendige hoopjes op een bankje. Dickie was door een 'plissie' huilend aangetroffen op eerdergenoemd muurtje en Siempie was, net als ik, 'aangegeven...'. De dienstdoende agent, die ons duidelijk haatte, had onze beide vaders gebeld. Zij waren op de fiets onderweg om ons op te halen. De vader van Siempie knuffelde zijn verloren schaapje tot huilens toe, maar de mijne zette Dickie voor- en mij achterop en reed zonder ook maar één woord te zeggen de lange weg naar huis. Zijn woede begreep ik pas toen ik thuis, in de teil staande (het was Zaterdag!), met kokende billen van het slaan, de woorden van mijn vader tot mij liet doordringen: ze hadden in doodsangst gezeten. Het hele dorp was gealarmeerd geweest, de brandweer had staan dreggen in de sloten waar wij altijd visten, de politie te paard was alle stille weggetjes afgegaloppeerd en het halve dorp had op hooizolders en in kelders naar ons gezocht.

Deze waargebeurde parabel schrijf ik onder prachtige palmen, zodat het mij deze keer gegund zij het anekdotische deel wat groter te maken dan gebruikelijk... Maar een parabel is het.
Mijn persoontje staat natuurlijk voor 'de markt'. Het op onduidelijke en valse gronden trachten anderen mee te krijgen in een ondoordacht avontuur, slaat uiteraard op de stelselwijziging in de gezondheidszorg. Ook het totaal niet nagedacht hebben over een weg terug als het anders zou uitpakken, mag bekend worden verondersteld. Het dag in dag uit gluiperig trachten argeloze zielen over te halen (het met zorg sturen van de vraag) is natuurlijk ook herkenbaar. In onze krant stond een advertentie van een privékliniek in Amsterdam voor een Zomeraanbieding Borstcorrectie en het NOS-journaal rept vandaag over de toename van de reclame op medische sites. Van het pikken van krentenbollen en dan met name de krenten daaruit zijn voldoende voorbeelden te vinden. Als puntje bij paaltje komt blijken alle betrokkenen (uitgezonderd de patiënten) menig krentenbolletje meer op te strijken dan waarop gerekend was. Er is maar één punt waar de vergelijking mank gaat: er wordt zelden iemand bij het politiebureau afgeleverd om zich te verantwoorden!

Prijsbeheersing?

Vijf jaar vóór de laatste wereldoorlog leerden mijn ouders elkaar kennen. Mijn vader was een mooie, intelligente man die – arm geboren – niet meer dan zes keer een half jaar lagere school had genoten. Hij was aardappelteler. Mijn moeder was bij hem vergeleken een dame, die zich professioneel bezig hield met het kappen van andere dames. De prins op het witte paard van wie ze altijd had gedroomd, had wel het uiterlijk, maar niet het beroep van mijn vader. Dus (!) liet ze pal naast de kapsalon de voorkamer van ons toch al nietige huisje ombouwen tot een sigarenzaak waarover mijn vader, na het aardappelimperium veel te goedkoop te hebben verkocht, de scepter zwaaide. Ik heb haar eerder een kordate vrouw genoemd...

Waar ze echter niet aan had gedacht, was dat ze hiermee een altijd aanwezige controleur van haar eigen nering letterlijk in huis had gehaald. Een sigarenzaak is, zeker als de oorlog de tabak schaars maakt, geen booming business. Bovendien werd de loop niet bevorderd door de instelling van de uitbater, die praatgrage klanten regelmatig narrig vroeg of 'ze kwamen kopen of ouwehoeren'... Hij had daardoor royaal de tijd om alle boeken te lezen die de pastoor onder de naam 'parochiebibliotheek' bij hem had gestald. Maar hij had ook een prima uitzicht op alle dames die bij zijn gade naar binnen gingen en vooral op hoe zij er weer uitkwamen. Een van zijn zware levensmotto's was: 'Dat kan je niet maken.' Hij zei het bij alles wat in zijn ogen niet honderd procent ethisch verantwoord was. Arme mensen duur in de krullen zetten, hoorde daaronder. 'Zij maken elkaar gek en daar maak jij misbruik van!', trof hij mijn moeders zakenhart in de kern. Haar normale jaarlijkse prijsverhogingen vond hij vrijwel altijd onacceptabel, zodat de kapsalon wegens het billijke tarief steeds harder ging lopen.

Na het onafwendbare faillissement van zijn eigen winkel is mijn vader studerend hogerop gekomen om – ethisch en wel – te eindigen als hoofd van de Economische Controle Dienst, compleet met auto met chauffeur, met als toenmalige hoofdtaak... de prijsbeheersing!

Nu wij de miljarden die we hebben besteed aan het redden van de financiële instellingen moeten terugverdienen, zal de roep om grotere doelmatigheid en de laagst mogelijk prijzen weer alom klinken. Ook in de gezondheidszorg. Ik

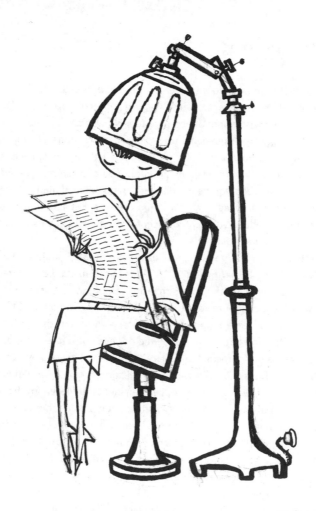

heb vaker betoogd dat het mijns inziens een heilige taak van de huisarts is om zijn patiënten te beschermen tegen ingrepen waarvan ze niet wezenlijk beter worden. Kunnen huisartsen, als goed georganiseerde beroepsgroep, niet veel meer doen om de discussie over noodzaak of wenselijkheid van veel medisch handelen in het groot aan te zwengelen? De Gezondheidsraad spreekt zich in actuele gevallen uit over nut en noodzaak van bepaalde ingrepen, bijvoorbeeld de vaccinatie tegen de Mexicaanse griep. Maar zouden we niet gebaat zijn bij een permanente, zo onafhankelijk mogelijke commissie die veel alledaags medisch handelen en veel medische gewoonten tegen het licht houdt? We gaan nog altijd veel te vrijblijvend om met allerlei grote verschillen tussen ziekenhuizen, specialisten, huisartsen. Waarom worden de zorgaanbieders niet gedwongen hun van de mainstream afwijkende cijfers te verantwoorden? Misschien zijn er heel acceptabele verklaringen voor, maar ik verwacht het niet.

Mijn non-Hodgkin is aanleiding tot maandelijkse controles in het ziekenhuis.
'Dan zie ik u weer over een maand.'
'Kan dat niet wat minder vaak? Als het niet goed gaat, merk ik dat vanzelf en dan maak ik een afspraak.'
'Oke, dan maken we er twee maanden van.'
'Dat lijkt mij ook nog erg vaak.'
'U uw zin, dan zie ik u over drie maanden weer terug.'
'Over drie maanden ben ik in het buitenland. Zullen we er dan vier maanden van maken?'
'Ja, hoor, dat is prima...!'

Ik weet niet wat een controle kost, maar als vier controles door één vervangen mogen worden, en dat maal duizenden patiënten voor wie dit geldt, kunnen we toch heel wat besparen. Hoeveel ingewortelde gewoontes kosten niet enorme bedragen? Het gemak waarmee talloze herhalingsrecepten worden uitgeschreven of mensen worden teruggevraagd om 'het even te laten zien als het over is'; controleroutines waarvan niemand meer weet waarom ze zijn zoals ze zijn; foto's die worden gemaakt terwijl ze met weinig moeite ook uit het dossier waren op te diepen; afdelingen die van alles opnieuw doen omdat het onderlinge contact ingewikkeld is... et cetera, et cetera. Tijdens een huisartsencongres in de jaren '90 over 'Overbodig handelen' werden bij bijna 30 veelvoorkomende behandelingen vraagtekens gezet: moesten die wel (zo vaak) gebeuren? Tot onze verbazing was er van buiten de huisartsenwereld (verzekeraars, overheid) geen greintje belangstelling. Men wil wel alle moeite doen om alles zo efficiënt en goedkoop mogelijk te laten doen, maar de moed ontbreekt om wezenlijk te kijken of het allemaal wel nodig is. In ons systeem kunnen alleen de huisartsen hen wakker maken!

Later...?!

Als kleine jongen was ik een erg bezig baasje. Ik was misdienaar, zat op de padvinderij, spaarde postzegels en luciferdoosjes en zat op voetbal, waarvoor twee avonden in de week getraind moest worden. Ook had ik een groot duivenhok, waarin je kon staan, compleet met raampjes en een ingenieus systeem, waardoor de duiven wel naar binnen maar niet meer naar buiten konden. Ik had het eigenhandig in elkaar gezet, zoals ik ook het belendende tuintje zelf aanlegde, waaruit mijn moeder de door mij als trotse tuinier geplukte royale ruikers kreeg wanneer zij op visite ging. Ook liep ik vrijwel elke dag zo'n vijf kilometer hard en was ik een fanatiek vissertje. Uiteraard begon iedere dag met de verplichte kerkgang. En er moest ook dagelijks een uur piano gestudeerd worden. Vanuit de kapsalon werd dat minutieus door mijn moeder gemonitord en van tijd tot tijd met een haastige lel verstoord wanneer zij vond dat ik 'maar weer wat zat te knoeien'. Met dat alles ben je – zelfs in een tijd waarin er nog geen tv en computer is – wel van de straat, zou je zo zeggen. Toch was ik een echt dromertje. Het waren vooral de Kees-de-Jongen-fantasieën die bij een kind van 12 horen. De misdienaar werd bisschop en sprak enorme kerken vol mensen toe; de voetballer maakte als invaller in de laatste 5 minuten een 3-0-achterstand van het Nederlands elftal ongedaan; de marathonloper kwam, zoals Bomans dat zo mooi beschreef, al zó vroeg weer bij het Olympisch Stadion aan dat de beheerder de sleutel nog moest gaan halen.
In je late tienerjaren komen er nieuwe, op zich reëlere, dagdromen voor in de plaats: een goede pianist worden na veel oefenen, een redelijke hardloper worden na veel trainen, een geliefde onderwijzer worden in een Gelukkige Klas, of met Wageningen-op-zak als ontwikkelingswerker naar de Tropen gaan. En naarmate de hormonen zich meer opdringen, komen daar de alles verterende dromen bij over mooie meiden die onbereikbaar en ongenaakbaar door mijn jeugd flaneerden.
Later gaat het allemaal gebeuren...!

Ik had gelukkig de jaren zestig mee, waardoor een aantal dromen wél waarheid konden worden. Maar naarmate de tijd verstrijkt (en waarom gaat dat in vredesnaam almaar sneller?) moet je steeds vaker een streep zetten door wéér een verlangen of nóg een 'plan voor later'. Het begint met fysieke beperkingen:

goed tennissen gaat niet meer lukken, die Elfstedentocht moet ik nu toch maar eens vergeten, voor echt goed pianospelen is het nu te laat. Je mag blij zijn dat een bergwandeling goed lukt en dat 100 km fietsen (nog) geen probleem is. Dan komen de algemenere beperkingen: een beetje Spaans leren is ineens een enorme opgave of je kunt opeens niet op 'Barcelona' komen. Stukje bij beetje ontstaat zo een steeds groter verschil tussen wat je allemaal nog zou willen en wat je nog kunt halen. Je hebt een hele lijst 'voor later', maar dat 'later' wordt in een razend tempo korter. Veel huisartsen in het 55-plus-project bleken, bewust of onbewust, zo'n lijst te hebben. Vaak staan daar dingen op die zelfs objectief niet meer kunnen. Het lijkt of het ons gerust stelt. Wat nou ouder? Ik heb nog een hele toekomst voor me! We durven kennelijk niet pas op de plaats te maken, serieus naar dat lijstje te kijken, alle irreële zaken weg te strepen en uit de haalbare plannen een keuze te maken. En dan de rest schrappen, hoeveel pijn dat afscheid ook doet, en vervolgens ook echt voor het gekozene gaan. Ik heb nog drie te schrijven boekjes op mijn lijstje, maar ik heb het zo druk dat het er almaar niet van komt... later, eh, vanavond ga ik er (weer) aan beginnen.

Het klimmen der jaren heeft nog meer onaangenaams in petto. Er ontstaat een groeiende kloof tussen enerzijds hoe je jezelf ziet en hoe je je van binnen voelt, en anderzijds wat je lijf, je hersenen of de omstandigheden nog mogelijk maken. Mijn emoties en verlangens van toen ik 20 was, verschillen griezelig weinig van die van nu, ook al ben ik wijzer geworden. Een 72-jarig mens met de verlangens en emoties van een 27-jarige heeft een heus bejaardenprobleem. Dat ik niet de enige ben, blijkt uit het feit dat er een bijzonder treffende term voor is: 'the cruel gap'.
Het meisje in de tram ziet er oogverblindend uit; ik kan mijn ogen niet van haar af houden. Als ik nog 27 was, had ze gebloosd, maar nu zegt ze minachtend: 'Heb ik wat van je an, opa?'
Het is belangrijk dat hulpverleners zich realiseren dat ouderen zich vaak jonger voelen dan hun uiterlijk suggereert. Dat kan veel duidelijk maken. Overigens kan ik iedereen adviseren heel lang door te gaan met werken en een veel jongere partner te trouwen...!

Eenheidsworst....??

Van dokters had ik als kleine jongen geen hoge pet op. De huisarts die de puisten op mijn oorlogsknieën behandelde met trekzalf, werd zelfs door mijn ouders "een hufter" genoemd. En de KNO-arts die mijn amandelen verwijderde, kwam er met "paardenslager" niet veel beter van af. Toch heb ik maar kort geaarzeld toen ik, net een jaar afgestudeerd als sociaal psycholoog, door huisarts Van Aalderen werd gevraagd met hem het nieuwe Huisartsen Instituut van de VU in Amsterdam op te zetten. Het was het begin van een veertig jaar lange relatie met huisartsen die me tot op de dag van vandaag heel goed is bevallen. Verwonderlijk was het ook! Wanneer wij in de opleidingsgroepen een klacht van een patiënt behandelde en ik de groepsleden vroeg ieder voor zich de diagnose en behandeling op te schrijven, was het niet ongebruikelijk dat de twaalf huisartsen in opleiding vier verschillende diagnoses en zeven verschillende behandelingen leverden. "Dan gaan we nu eens kijken wie er meer gelijk heeft dan de ander." Smalend gelach was mijn deel: "Je kunt wel zien dat jij geen huisarts bent: we hebben namelijk allemaal gelijk, het is maar net hoe het je geleerd is." Nou konden ze mij veel wijs maken, maar niet dat er geen oordeel te vellen was over het handelen van die huisartsen in de dop. Maar veel huisartsopleiders hadden vaak dezelfde opvatting: "Tja, of de een het meer bij het rechte eind heeft dan de ander kan je eigenlijk niet zeggen." Het zat me niet lekker en heb met een groepje huisarts/stafleden van de VU geprobeerd van een aantal aandoeningen vast te stellen of de ene behandeling niet wel degelijk beter was dan de andere. Dat bleek moeilijk, maar vooral weinig bemoedigend, toen de andere vakgroepen huisartsgeneeskunde in Nederland lieten weten bij voorbaat niets in onze bevindingen te zien. Toen werd ik door de voorzitter van het Nederlands Huisartsen Genootschap attent gemaakt op de vacature van directeur. Daar had ik op gewacht! "Graag, dus! Maar dan moeten we wel aan landelijke richtlijnen gaan werken."

Het bestuur was een gezelschap van enthousiaste huisartsen bij wie het formuleren van richtlijnen hoog op de agenda stond. Richtlijnen zouden ook weerstand opleveren, beseften we, maar als deze er eenmaal zijn, neemt de weerstand vanzelf af. We pakten het praktisch aan: gewoon beginnen dus, als bestuur proberen een eerste Richtlijn te maken (Diabetes) en daarna met enkele andere huisartsen nog twee (Bereikbaarheid en De Verwijsbrief). De hele Standaard, zoals de richtlijnen gingen heten, in Huisarts & Wetenschap, bedachten wij. En een plastic samenvattingkaartje, want daar heeft de farmaceutische industrie ook altijd succes mee. Maar dan ook een plastic mapje, waar die eerste drie kaartjes al inzitten. Drie maanden lang viel H&W plus kaartje bij álle huisartsen in de bus. Veel huisartsen waren enthousiast. Het Ministerie niet minder. Daarna een brief naar alle niet-leden: "Helaas kunnen wij u H&W niet langer toesturen omdat u geen lid bent." Met honderden per week stroomden de leden toe. Vervolgens naar het Ministerie: "We hebben drie Standaarden op eigen kosten gemaakt, helaas moeten we nu ...." "Stoppen", wilden we zeggen, maar ze onderbraken ons al met de vraag wat het moest gaan kosten. Dat was snel geregeld. Het was een feest om deel uit te maken van die enthousiaste pioniersgroep! Maar ook het verzet groeide: "Het wordt allemaal een eenheidsworst, het is geen geneeskunst meer, onze vrijheid wordt beperkt." Dat verzet was steeds een stiekem hoogtepunt tijdens mijn voordrachten voor huisartsen. Altijd stond er wel iemand op die het recht opeiste zelf te bepalen hoe hij (het waren nooit vrouwen!) handelde. Met het braafste gezicht dat ik trekken kon, repliceerde ik dan: "Vreest niet, ik breng u een blijde boodschap! U hóeft helemaal niet te doen wat de standaard zegt. Het enige dat van u gevraagd wordt, is dat u uw handelen net zo goed kunt onderbouwen als de huisartsen en specialisten dat voor de relevante standaard hebben gedaan...." Ja, ik ben me d'r eentje.

Nu, twintig jaar later, staan de Standaarden als een huis. De terughoudendheid die de inhoud ervan kenmerkt, is van groot belang nu krachten in de markt op steeds slinksere wijze aanzetten tot lang niet altijd nuttig medisch consumeren. En de transparantie past helemaal bij de moderne tijd: je moet kunnen uitleggen waarom je doet wat je doet en als dat anders is dan wat anderen doen, hoor je dat netjes te kunnen verantwoorden. En niets eenheidsworst: je benadert en behandelt de patiënt op je eigen wijze, aangepast aan de persoon, de klachten en de situatie van die patiënt. Maar wel met gebruikmaking van wat collegae met veel inspanning voor je hebben uitgezocht.

Standaarden zouden, net als bij de huisartsen, gewoon moeten zijn voor alle andere medische specialismen. Ik blijf het onbegrijpelijk vinden dat verschillen in behandeling, in succespercentages et cetera zo gemakkelijk als couleur locale worden gezien en dat de betrokkenen zich daarvoor zo weinig hoeven te verantwoorden.

Het is klein en gevaarlijk...

Als klein kind had ik een boek waarin op elke rechterpagina een engel was afgebeeld. Het zou een blij makend werkje zijn geweest, ware het niet dat op elke linkerpagina een duivel figureerde. Engel en duivel waren als achtergrond aanwezig, de teksten waren er overheen gedrukt. Wanneer het hoofdpersoontje een oude vrouw overeind hielp of een gepikt kwartje weer braaf in moeders beurs terugstopte, had de engel een gelukzalig gezicht en had de duivel duidelijk de pest in. Wanneer hetzelfde figuurtje echter een appel van de kar stal of een kreupel kindje ruw in een plas wierp, was de duivel zichtbaar in zijn nopjes en was het de beurt aan de engel om een van smart vertrokken gelaat te tonen.

Omdat de schrijver van dit stichtelijke werkje kennelijk bang was dat zijn wat speels vormgegeven boodschappen niet voldoende hard zouden overkomen, had hij op de rand van elke bladzijde 'een ziel' aangebracht. 'Een ziel?', hoor ik u vragen. Ja, daar had deze creatieve figuur geen enkele moeite mee. De ziel bestond eenvoudig uit een verticale, geelbruinig gekleurde balk, waarin donkere ronde vlekken waren aangebracht. De kleinere vlekken symboliseerden de 'dagelijkse zonden', de grotere vlekken de 'doodzonden'. Zo kon je in één oogopslag zien hoe onze hoofdpersoon ervoor stond. Voor zwaar katholiek opgevoede kindertjes zoals ik waren vooral de momentopnamen waarop doodzonden voorkwamen nogal bedreigend. Het betekende namelijk dat het eigenaartje van zo'n ziel linea recta naar de hel zou verdwijnen als hij plotseling aan dysenterie of door een trap van een op hol geslagen paard zou overlijden. Linke soep vond ik ook de snelheid waarmee het aantal vlekken toenam door het verrichten van in mijn ogen alledaagse handelingen.

Het vervelende was dat het bij dit alles ging om onzichtbare dingen die op je ondergang uit waren. Je kon niets toetsen en het had geen zin om bewijzen te vragen. Je was volkomen afhankelijk van wat de vertegenwoordigers van het systeem je voorhielden. ....

In onze gezondheidszorg wordt de laatste jaren ook steeds meer zo'n zelfde soort boekje gehanteerd. Op de linkerpagina's staan de paniekzaaiers en onruststokers, die verheugd zijn als angst en bezorgdheid de kranten en andere media in hun greep hebben. Op de rechterpagina's staan de we-doen-wat-we-

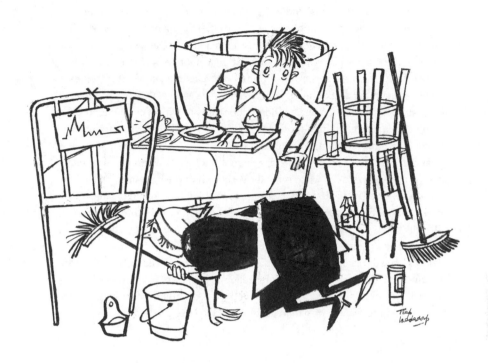

kunnen- en de alles-onder-controletypes, die vooral blij zijn als wij vertrouwen tonen. De onderwerpen zijn zaken als het klimaat, de Mexicaanse griep of de Q-koorts. Steeds staan er kampen tegenover elkaar die almaar extremere taal uitslaan teneinde de anderen te overstemmen. In alle gevallen wordt het ook steeds onduidelijker wat je als individu aan al die informatie hebt. Je laat je tot een van de kampen bekeren, maar dan weet je nog niet wat je moet ondernemen om naar je nieuwe overtuiging te leven. Ik schijn te kunnen helpen het klimaat te redden door in huis meer spaarlampen te gebruiken. Maar wij waren net in New York...; hoeveel miljoenen particulieren zoals ik moeten de spaarlampen zelfs nog door kaarsen vervangen om het elektriciteitsgebruik te compenseren van één zo'n tachtig etages tellende kantoorkolos, die voor het feeërieke gezicht ook 's avonds en 's nachts verlicht blijft? Of neem de gigantische dreiging van de Mexicaanse griep. Kranten, radio en televisie vochten om de deskundigen die de zwartste scenario's naar buiten brachten. Ik durfde op straat bijna geen adem meer te halen wanneer ik met mijn fiets samen met anderen voor een stoplicht stond. Dat kwam extra hard aan nu we ook al heel licht moeten ademhalen omdat de brommers, waarvan er steeds meer komen, zoveel fijnstof uitstoten. Bacteriën en fijnstofdeeltjes: je ziet ze niet maar ze zijn uit op je ondergang. De Mexicaanse bacteriën en de fijnstofdeeltjes kon je nog vermijden door thuis te blijven en niemand meer te ontvangen. En te wachten tot de griep was weggewaaid en de brommers geschoond zijn. Lichtpuntje dus.

Maar dan komt de Q-koorts. Nou ja, gewoon niet naar Brabant en zeker niet naar een geitenboerderij. Maar minister Verburg had meer nieuws: de bacterie leeft ook bij koeien, schapen en varkens. Nou ja, wegblijven van plaatsen waar dieren gehouden worden, denk je dan. Hare excellentie had echter nog een uitsmijter: het is eigenlijk een omgevingsbacterie geworden die overal zit. Helemaal niet meer ademen dus, lijkt mij het devies...

Het is allemaal onzichtbaar en uit op je ondergang. En je bent afhankelijk van deskundigen, die lang niet allemaal hetzelfde zeggen. Als ik nou maar een sprankje geloof had in de drijfveren van al die deskundigen. Maar volgens mij hebben die bitter weinig met mijn gezondheid te maken!

Opvoeden

Erwtensoep was in ons ouderlijk huis tijdens de meestal strenge winters vaste prik. Nou at ik alles, maar uitgerekend deze winterse kost vond ik niet te verteren. Toen mijn eigen kinderen klein waren, kookte mijn vrouw soms drie verschillende maaltijden, teneinde het eenieder naar de zin te maken. Maar dat soort moderne à la carte pleasen was er in ons grote gezin, gerund door twee dienstmeisjes, natuurlijk niet bij. Op een avond schafte de pot wederom erwtensoep. Deze keer was het niet alleen van nature vies, maar ook overduidelijk aangebrand. Mijn drie broertjes aten het niettemin, maar ik, tien jaar oud, wilde een daad stellen en liet weten het niet te zullen opeten. Het gekrijs van de machteloze dienstmeisjes bereikte mijn moeder in de kapsalon. Maar zij had bepaald een hekel aan signalen die wezen op een niet-model-gezin. Zij vloog derhalve de keuken binnen, overzag de situatie van drie vrijwel lege borden, de naar mij wijzende dienstbodes en mijn nog geheel gevulde bord, en wist genoeg. "Je éét het op en wel onmiddellijk!" "Nee!", zei ik, en wilde er nog als saillant en verzachtend detail aan toevoegen dat het was aangebrand. Daar wachtte zij echter niet op en gaf me een driftige draai om mijn oren, compleet met de idiote volwassenen-toevoeging dat ik daar om gevraagd had. En in de waan de zaak geregeld te hebben keerde zij terug naar haar klanten. Maar tot mijn boosaardige vreugde had de slecht gemikte klap mij een bloedneus bezorgd. Met mijn handen in mijn schoot liet ik het bloed tragisch en demonstratief in mijn erwtensoep druppelen, waardoor die er steeds smeriger uit ging zien. Toen de laatste klant en de meisjes al naar huis waren, kwam mijn moeder de keuken binnen. Het bloeden was allang opgehouden, maar de soep, waar ik nog als één groot verwijt achter zat, zag er vreselijk uit. Zij loste het opvoedkundige probleem op met de altijd-prijs-vraag: "Heb je je huiswerk af?" En dat had ik natuurlijk niet....

Zelfs vroeger, toen de meeste waarden nog duidelijk waren, was opvoeden al een hele toer. En in onze onzekere dagen is het er niet gemakkelijker op geworden. Het principe is wél duidelijk: je wilt met je opvoeding bereiken dat je kinderen dingen leren die hen helpen bij hun latere leven, welzijn en geluk. In een niet al te ver verleden hoorde je ook veel huisartsen nog zeggen dat ze hun patiënten wilden opvoeden, of goed hadden opgevoed. Daarmee werd echter meestal niet het welzijn van de patiënten maar eerder dat van de dokter beoogd. In een "goed opgevoede praktijk" werd de dokter 's nachts en in het weekend met rust gelaten en volgden de patiënten de adviezen en richtlijnen van de dokter netjes op. Voor dit soort opvoeding van de patiënten zal je vandaag de dag niet snel een markt meer vinden. Maar het is juist de markt die vraagt om een ander soort "opvoeding" van de patiënten. De farmaceutische industrie en andere commerciële zorgaanbieders steken astronomische

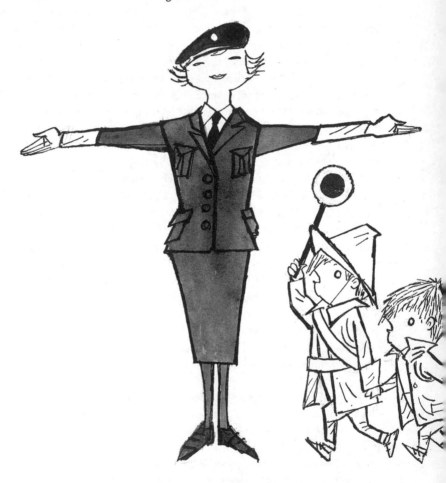

bedragen in de marketing van hun producten. Op allerlei uitgekiende manieren zetten ze de mensen aan producten te slikken of behandelingen te ondergaan. Daarbij is het in veel gevallen maar zeer de vraag of de patiënten daar beter van worden, maar is het wél zeker dat zij daar zelf beter van worden. En ze houden nauwlettend in de gaten welke marges de wet hen toestaat. Als op de TV plotseling spotjes verschijnen over echtparen die kampen met een groot en geheim probleem, kan je er vergif (sic) op innemen dat de industrie in de periode ervóór de artsen heeft bestookt met reclame voor geneesmiddelen tegen erectiestoornissen. Zo heb je géén verboden publieksreclame gemaakt, maar toch, als industrie, je doel bereikt. Ook veel wervende advertenties voor onderzoeken, bodychecks en diagnoses, die helaas wel zijn toegestaan, worden op het publiek losgelaten. Met alle reclame probeert men het publiek in een bepaalde richting op te voeden en de zorgvragen te beïnvloeden. Maar zodra de commercie, de markt, in de zorg in het spel is, kan je er helaas nooit meer zeker van zijn dat het welzijn van de mensen nog het doel is. Hier ligt een taak voor de beroepsgroep huisartsen: permanente en betrouwbare voorlichting aan patiënten over wat al dat gebodene aan goeds en slechts in zich draagt. Het publiek leren dat méér lang niet altijd béter betekent, dat er bij twijfel beter kan worden afgewacht, dat gelijkwaardige, goedkopere medicijnen niet slechter hoeven te zijn dan hun dure broeders, et cetera. Een toegankelijke site waarop een deskundige redactie het reclameaanbod fileert zou een mooie stap in de goede richting zijn!

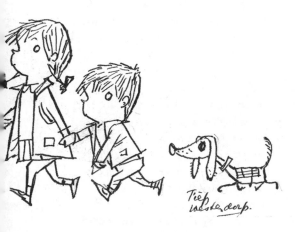

Onomkeerbaar...

Mijn moeders jongste broer Toon zou het niet best hebben gehad als galg en rad in het strafrecht nog operationeel waren. Het was een bangelijke man, maar een royale inname van alcohol gaf hem soms de moed om wilde dingen te doen. Zo heeft hij eens een optreden van Wim Kan verstoord. Toen die verontwaardigd speelde dat hij iets niet langer accepteerde, stond mijn oom op om even verontwaardigd te roepen: 'Nee, dacht je soms dat IK dit pik?' Een gevatte repliek van Kan mocht niet meer baten. Mijn oom was niet meer te stuiten en is door bezoekers en theaterpersoneel naar buiten gewerkt.

Ook nam hij altijd zijn broer Jan, een beer van een man, in de maling. Met beide ooms in de volle tram naar Kraantje Lek moesten wij allemaal staan. Ineens sprak de ome Toon een zittende, oudere dame aan met de vraag: 'Mevrouw, mag mijn kleine broertje hier even zitten? Als die moe wordt, wordt-ie altijd agressief, ziet u!' Dat broertje van 1,90 meter schrok zich te pletter en riep: 'Hou op, idioot, laat die vrouw rustig zitten!' Waarop mijn oom geschrokken tegen de vrouw zei: 'Ziet u wel, het begint al!' Als door een adder gebeten gaf zij haar zetel vrij.

Mijn moeders sympathie voor ome Toon kreeg een ernstige knauw bij een verbouwing van haar kapsalon. Terwijl ons hele gezin met kerst naar de nachtmis was, had de bij ons logerende oom de metalen letters gevonden die bedoeld waren om enige wervende teksten op het raam te plakken, inclusief de pot met lijmcement. Terug uit de kerk zagen we bij ons huis een soort opstootje voor het raam van de kapsalon. Daar stond met fraaie, professionele letters: 'Knippen 7,50. Niet goed, haar terug!'

Er zijn meer onomkeerbare zaken. Alle media zijn er vol van: hoogopgeleide 70-plussers binden de kat de bel aan: wij hebben ons hele leven stapje voor stapje alles geëmancipeerd, nu moeten we de laatste stap ook maken. Als wij vinden dat het wel mooi geweest is, moeten we uit het leven kunnen stappen zonder dat daarvoor een trein vier uur vertraging oploopt of de brandweer naar onze auto moet dreggen. Een van de voorvechters vond, zo las ik, dat hij dat recht hoorde te hebben óók als hij nog fit en gezond was.

Zo'n bericht kan mij nou uit de slaap houden. Het klinkt zo logisch als je het hoort toelichten. En ik geef toe: ik moet er niet aan denken dat ik – als ik per se dood wil – in de garage in de auto moet gaan zitten met een slang aan de uitlaat die door het opengedraaide raampje de gassen de auto inspuit. Bovendien, ik héb niet eens een garage, en tegen de tijd dat het actueel zou kunnen worden, is de elektrische auto vast en zeker gemeengoed geworden...

We kunnen allengs meer zelf bepalen: we kunnen zeggen of we een zoon of een dochter willen, we kunnen een gehandicapt kind voorkomen door vroegtijdig te testen, dna-analyses kunnen ons op de hoogte brengen van de kans op bepaalde ziekten, en als we het allemaal genoeg vinden maken we er met hulp van 'een facilitaire functie' een eind aan. Klinkt helemaal niet gek voor moderne mensen. Maar ik houd het gevoel dat zo'n uitgestippeld en voorspeld leven iets wezenlijks mist. Het zou mij niet verbazen dat als de gevraagde wet er komt, we over veertig jaar in de krant lezen dat mensen op steeds jongere leeftijd een beroep doen op die nieuwe mogelijkheid. En een tweede punt: wat moeten we met onze parel, de euthanasie? Met grote zorgvuldigheid wordt nu bepaald of aan de voorwaarden voor euthanasie wordt voldaan. Blijft dat wel overeind? Als je als patiënt te horen krijgt dat de uitzichtloosheid en onnadraaglijkheid niet overtuigend zijn, roep je enthousiast: 'Even goede vrienden! Ik doe wel een beroep op die nieuwe wet die zegt dat je mag stoppen als je niet meer wilt leven.' De euthanasie lijkt mij daarmee volledig haar basis te verliezen.
En dan een laatste vraag: hoe krijg je zo'n nieuwe regeling ooit zorgvuldig genoeg? Ik herinner mij nog goed drie hoogbejaarde vrouwen bij Sonja Barend. Het ging over de pil van Drion en de ouwetjes zeiden die pil graag mórgen in te willen nemen. Dat zij mórgen zeiden verbaasde mij niet, want vandaag, tijdens de uitzending, hadden ze met z'n drieën nog de grootste lol. Maar één van hen wilde die pil niet in huis hebben. 'Want', zei deze levensmoede 95-jarige schaterend, 'ik heb vaak zulke vervelende visite. Ik ben bang dat ik die pil dan in hún koffie doe...!'

Er staat nu al een enorme druk op de zorg. Hoe wordt dat als er een makkelijke manier komt om uit het leven stappen? 'Bent u nu alwéér nat, meneer Van der Voort? Wanneer gaat u eindelijk dat pilletje eens innemen?'

Ik zie, ik zie, wat jij niet ziet!

Zoals u mogelijk zult weten, had ik in mijn jeugd drie broertjes en drie zusjes. De aansporende bezoekjes van meneer pastoor hebben aan dat grote aantal zeker bijgedragen. Nu allerlei schandalen vanuit de katholieke kerk naar buiten komen, zou het in theorie niet al te boud zijn om de pastoor van een actievere rol dan alleen aansporen te verdenken. Want waarom zouden de aberraties van de geestelijkheid zich tot het misbruiken van kinderen beperken? Maar in ons geval was dit echt alleen theorie: de man was een onsmakelijke, dikke dienaar Gods, die ontzettend onaangenaam rook, onder meer naar sigaren en jenever. Aan vooral dat laatste had mijn moeder een gruwelijke hekel.

Naast zijn missie inzake de vermenigvuldiging was het komen bietsen van de sigaar met borrel een minstens even grote drijfveer om maandelijks onaangekondigd binnen te vallen. Hij zal het op zijn urenlijsten ongetwijfeld onder 'zielzorg' hebben ingevuld, maar ik heb hem nooit enig gewijd woord horen zeggen. Hij zei überhaupt niet veel. Het enige wat je hoorde, was het opslurpen van het borreltje en het met driftige pufjes van zijn vlezige lippen blazen van kleine stukken sigarenblad. Oorlogssigaren zaten nogal lossig in het dekblad.

Het aantal kinderen was niet afwijkend in die tijd. Wel de verdeling. Mijn moeder kreeg eerst vier zoons en daarna drie dochters. Dat heeft mijn kijk op de wereld danig beïnvloed. Mijn zusjes heetten altijd 'de kleintjes'. Wij jongens deden aanvankelijk de boodschappen en in het weekend de vaat. Maar toen de meisjes groot genoeg waren, werden die taken door hen overgenomen. Ik vond dat volstrekt gewoon; wij hadden het immers ook jaren gedaan. Maar langzaamaan werd het logisch dat de meisjes ál het onaangename werk deden. Dat beeld vestigde zich in mijn geest en zo keek ik ook naar de wereld. Ik was me totaal niet bewust van enige bevooroordeeldheid.

Uit die dromerige toestand werd ik ruw gewekt door de vriendinnetjes die ik kreeg. Mij werd prinsengedrag of erger verweten, en om de haverklap kreeg ik na het eten theedoeken en bossen bestek in mijn handen geduwd. Daarbij draaiden de dametjes de ogen ten hemel om uiting te geven aan hun verontwaardiging. 'Zijn vader doet thuis kennelijk ook niks, net als jouw vader', hoorde ik een moeder ooit in de keuken smiespelen. De geëmancipeerde dames in opleiding tot psychotherapeut ontnamen me de restanten van mijn illusies...

In de hulpverlening is inzicht in de stand van je eigen vizier tegenover allerlei zaken van groot belang. De u ongetwijfeld bekende definitie van 'een alcoholist' maakt dat mooi duidelijk: 'Een alcoholist is iemand die meer drinkt dan zijn dokter.' Je eigen drankgebruik bepaalt in hoge mate wat je van de inname van anderen vindt.

In onze SCEN-groep bespreken we van tijd tot tijd ieders eigen gevoelens over wat voor hem of haar ondraaglijk lijden is. Als je je daarvan niet bewust bent, heb je ook niet door hoe je eigen gevoelens je manier van kijken kunnen beïnvloeden en is het een stuk moeilijker om je in het lijden van de patiënt in te voelen. De onberispelijk geklede en gecoiffeerde dokter blijkt veel vaker met terminale patiënten over 'ontluistering' te spreken als reden voor ondraaglijkheid. Weer anderen brengen zonder het te beseffen vaker dan gemiddeld de groeiende afhankelijkheid als niet te verdragen factor ter sprake. Dat alles heeft dikwijls meer met de dokter dan met de patiënt te maken.

Tijdens mijn studie bespraken wij een onderzoek waarbij tien psychotherapeuten ieder met dezelfde tien patiënten spraken. Ieder schreef over elk van de patiënten een kort rapport. De zo verkregen honderd rapporten werden geanonimiseerd aan analisten gegeven, die de tien rapporten over elk van de patiënten eruit probeerden te vissen. Maar de uitkomst was dat zij wél konden vaststellen welke tien rapporten door elk van de psychotherapeuten waren geschreven, maar niet welke tien rapporten bij elk van de patiënten hoorden. De ervaringen, de visie en de emotionele toestand van de therapeuten bleken belangrijker factoren te zijn dan de eigenschappen van de patiënten.

'Ik zie, ik zie, wat jij niet ziet' blijkt niet alleen een kinderspelletje. Wát je ziet, wordt in hoge mate bepaald door je ervaringen en wat je daarmee hebt gedaan. Ook je actuele situatie speelt een grote rol. Wie goede nota neemt van hoe er op hem of haar wordt gereageerd, kan veel leren over de eigen vertekeningen. Daarom is deelname aan een intervisiegroep ook zo nuttig. Daar krijg je – bij voldoende veiligheid – gratis en voor niks de feedback die je nodig hebt om te weten wat je uitstraalt, hoe je overkomt én hoe je de wereld, je patiënten, waarneemt. En dat inzicht is nodig om anderen echt te begrijpen.

Alleen als het bewezen is!

U had mij eens moeten horen als ik aan de rand van de dorpsvijver aan mijn vriendjes uitlegde wat daar in het water allemaal woelde en krioelde. Het water was nog glashelder. Je kon overal de bodem moeiteloos zien, zodat ik van alles kon aanwijzen. Ik wist er wel íets van, maar waar mij dat interessant leek – of noodzakelijk, omdat ze anders wegliepen – fantaseerde ik er lustig op los. Aan mijn broertjes kon ik mijn lesjes niet kwijt. 'Donder toch op met je rotbeestjes!', kreeg ik steevast te horen. Dan trok ik mij terug in de ivoren toren van de miskende wetenschapper. Maar de vriendjes hadden wél interesse. Ze luisterden niet alleen heel goed, ze gingen ook als discipelen het dorp in en vertelden aan andere kinderen of aan hun ouders de wetenswaardige verhalen over de fauna in die mysterieuze dorpsvijver. Als ik er eens bij stond wanneer een van mijn 'leerlingen' zijn verhaal deed, steeg het schaamrood mij soms naar de wangen. Niet om wat dat jongetje er zelf weer bij verzon, maar om wat hij wel degelijk rechtstreeks vanuit mijn eigen duim vernomen had. Dat móést een keer fout gaan en dat deed het ook...

Frankie was de zoon van de dorpsonderwijzer die in de vijver erg goed thuis was. In zijn klas hingen grote platen met alles wat maar interessant was in zoet water. Hij hoorde de verhalen van zijn zoontje aan en vroeg ten slotte fronsend naar de bron van al dat fraais. De volgende dag vroeg hij mij na school even te spreken. Hij was heel aardig, vond het leuk dat ik zo geïnteresseerd was, maar meende wel dat ik kinderen geen dingen mocht wijsmaken die ik niet kon bewijzen. Daar konden gevaarlijke dingen door gebeuren, zei hij.

De zorgverzekeraars hebben onlangs kennelijk ook zo'n dorpsonderwijzer ontmoet. De psychoanalyse wordt niet meer vergoed omdat de effectiviteit ervan niet te bewijzen is. Het verbaast mij dat dit nieuws niet in alle media breed is uitgemeten. Want we krijgen natuurlijk een nabije toekomst die er heel anders gaat uitzien dan we gewend zijn: iets wordt alleen nog maar serieus genomen en vergoed als het... wetenschappelijk bewezen is! Dat is een ware revolutie! De psychoanalytici staan op straat; door andere psychotherapeuten wordt geen oog meer dichtgedaan. Fysiotherapeuten zoeken besmuikt op internet naar omscholingsmogelijkheden. De homeopathische wereld drinkt uit pure wanhoop zijn hele voorraad onbewezen verdunningen zelf op en

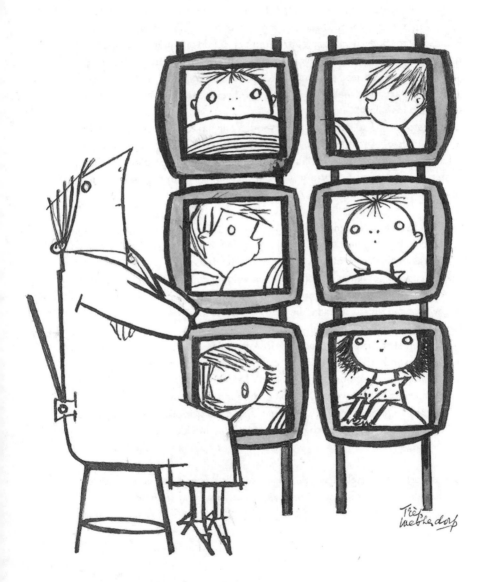

de geitenwollen brandnetelbedrijfstak probeert te exporteren naar landen waar minder verlicht wordt gedacht. De farmaceutische industrie gaat in paniek zelfs grote partijen preparaten die nog níet over de datum zijn naar Afrika exporteren. Veel plastisch chirurgen gaan over op beeldhouwen en de klinieken voor bodychecks gaan uitzoeken of er in onze miljoenen kippen nog kippenvlees naast de antibiotica zit. Op Koninginnedag zullen tijdens de vrijmarkt volop botmeetapparaten te koop staan en minister Klink zit er met 16 miljoen vaccins op het trottoir, nadat hij er eerst eenzelfde aantal nodeloos heeft laten inspuiten.

De meeste specialisten en huisartsen mogen blij zijn dat ik geen tijd heb om uitgebreid de boeken erop na te slaan, anders zouden ze zeker in bovenstaand rijtje niet ontbroken hebben. Maar het probleem van de uit de pan rijzende kosten voor de gezondheidszorg is dus alweer opgelost voor het goed en wel is ontstaan.

En als al het niet bewezene is geschrapt, dan gaan we op de leefwijze van de patiënten letten. De nieuwste vinding is een klein kastje, dat de patiënt bij zich moet dragen als een delinquent met elektronisch huisarrest. Zijn arts kan dan met een ontvangertje nagaan of de patiënt voldoende beweegt. Binnenkort wordt er een luidsprekertje bij ingebouwd, zodat de arts kan ingrijpen bij ongewenst gedrag: 'Laat staan, die auto, Van der Voort! Je kunt dat stuk best lopen...' 'Ja, dank je wel, Henk!'
De zorgverzekeraars staan te popelen: je krijgt alleen een polis als je zo'n, almaar geavanceerder, kastje bij je draagt. Wanneer je een week onvoldoende hebt bewogen, hebt gerookt of te veel vet of alcohol hebt genuttigd, krijg je een waarschuwing. Ze overwegen 180 volt gedurende 1 minuut op je kastje. Na drie weken ongewenst gedrag krijg je een sms-je dat je polis is opgezegd. Je kunt je dan bij andere maatschappijen opnieuw aanmelden. 'Bent u ooit uit een verzekering gezet? Dan kunnen we niets meer voor u doen...'

Ja, het wordt een vreselijke wereld. Maar we hebben gelukkig één troost: we worden almaar ouder dus we kunnen er steeds langer van genieten!

Lijfwacht

Mijn grootouders waren hardwerkende mensen die weinig weet hadden van emoties. De beide oma's stierven al jong aan kanker, de opa's werkten hard en met hun handen. Het loon dat ze geacht werden mee naar huis te nemen, werd in de plaatselijke tapperij meestal meer dan gedecimeerd. De rol van steun en toeverlaat voor hun kinderen hadden mijn ouders dus niet bepaald van huis uit meegekregen. Ik kan me dan ook geen enkel moment uit mijn jeugd herinneren dat ik bij een van hen, hoe aardig zij ook waren, met iets persoonlijks heb aangeklopt. Daarvoor hadden wij andere functionarissen, zoals de pastoor en de hopman van de padvinderij. Bij de eerste ging ik neurotisch vaak 'te biecht', zonder dat ik daar overigens ooit iets mee opschoot. 'Ho, ho!', hoor ik u zeggen, 'je zonden werden je toch maar mooi vergeven...' Dat is waar(?), maar daar had ik pas wat aan in het hiernamaals, terwijl ik in het hiernúmaals nogal wat vragen en problemen had die mij urgenter voorkwamen. De pastoor hoorde mijn vragen trouwens toch niet. Afhankelijk van de lengte van mijn lijstje 'zonden' gaf hij mij twee tot zes keer het Onze-Vader-bidden als strafwerk. Het zou mij niets verbazen als hij tijdens dat biechten een romannetje of de krant zat te lezen. De hopman pakte het anders aan. Hij sloeg altijd vertrouwelijk een arm om je schouders en nodigde je uit vooral wel alles te zeggen. Ik heb dat nooit aangedurfd, als voorvoelde ik de dag waarop hij door de politie werd opgepakt. Een gebeurtenis die met veel dorpsgefluister werd omgeven; gefluister dat stopte als er kinderen in de buurt kwamen.
Zo moest ik al heel jong alles zelf oplossen. Maar tot mijn geluk blijk ik een vader te zijn die van tijd tot tijd een gewaardeerde adviseur en beschermer voor zijn kinderen is.

In een recent onderzoek gaf meer dan 70% van de ondervraagden aan voor een systeem te zijn waarin je rechtstreeks naar een specialist kunt gaan, óók als de huisarts dat niet nodig vindt. Een vriendin van ons met enge klachten verzuchtte echter na enkele ziekenhuisbezoeken: 'Was er nou maar iemand die je een beetje kon helpen daar je weg te vinden, want je weet niet meer wie of wat je moet geloven...' Ook in een Rondom-Tien-achtig programma klaagden de deelnemers dat ze zich na verwijzing verloren voelden.
We hebben nog niet zo lang geleden kunnen lezen over plannen om huisartsen

in een goed geëquipeerd eerstelijnsteam een belangrijkere, vaste plaats te geven in de gezondheidszorg. Een prima idee natuurlijk, maar in mijn omgeving hoor ik ook dat zo'n constructie wordt gezien als een extra barrière op weg naar de tweede lijn. De situatie is gecompliceerd: veel mensen willen graag worden doorverwezen of liever nog rechtstreeks naar een specialist kunnen gaan. Maar als ze daar eenmaal zijn, voelen velen zich verloren en stuurloos.

Het is mijn stokpaardje – ik weet het, ik weet het – maar ik kan niet genoeg benadrukken dat de rol van de huisarts na een verwijzing niet is uitgespeeld. Hij is immers de steun en toeverlaat van zijn patiënten. Zeker, de tweede lijn is er communicatief enorm op vooruitgegaan: de meeste specialisten zijn open, klantvriendelijke mensen en doen veel moeite om goede voorlichting te geven. Maar alle uitleg en gelikte folders ten spijt: je bent in de tweede lijn een patiënt, dus meestal geen rationeel denkend en luisterend figuur. Je bent angstig of misschien wel in paniek. Als puntje bij paaltje komt, wil je het meeste niet eens echt weten of begrijpen. En je kunt vaak moeilijk omgaan met gemiddelden, omdat je nu eenmaal een ik bent en geen gemiddelde. Dan heb je hulp van een generalist nodig om te kunnen inschatten of een bepaalde behandeling speciaal voor jou, met jouw geschiedenis, wel de meest geschikte is. Marktgerichte ziekenhuizen gaan dus functionarissen aanstellen die als vraagbaak moeten fungeren voor dolende en angstige patiënten. Al snel zal blijken dat die functionarissen vooral veel generalistische geneeskundige kennis moeten hebben. Een soort huisarts dus. Waarom zou die (met zijn teamgenoten, want het team groeit) de triage niet zelf kunnen doen? Dat is ook gemakkelijk voor al die mensen die rechtstreeks naar de tweede lijn willen...

Veel mensen weten niet precies waarop je bij de huisarts wel en geen beroep kunt doen. Als de functie van lijfwacht na verwijzing er echt bijhoort, mag dat weleens veel en veel breder bekend worden gemaakt!

Schot in eigen voet...

In onze tuin vingen wij, kleine jongens, regelmatig een mus. Het was heel eenvoudig: je zette de kolenzeef schuin op een stokje, waaraan een touwtje was gebonden. Stukjes brood waren niet eens nodig; de mussen badderden in die tijd nog in dermate grote getale in het warme zand, dat het een kwestie was van wachten tot er eentje vanzelf intrippelde. Touwtje weg, zeef naar beneden, mus gevangen. Het slachtoffertje ging vervolgens in een ouwe kanariekooi, waarin hij gemiddeld anderhalve dag in leven bleef...

Kinderen kunnen wreed zijn, maar na het zevende lijkje werd het mij toch te machtig. Geen mussen meer in de kooi. Maar ondanks veel gezeur bracht ik het niet tot een, veel geschiktere, kanarie. Een boerenkar bracht uitkomst: deze reed een duif invalide, die ik persoonlijk in een provisorisch duivenrevalidatiecentrumpje in ons fietsenhok heb opgekalefaterd. Hij paste uiteraard niet in de kanariekooi; derhalve ontwierp en bouwde ik een fors duivenhok. Het liep al spoedig uit de hand. Na nog geen halfjaar had ik al tien duiven en weer een jaar later meer dan veertig. Ik bracht vele uren per dag door in het grote hok, waar ik fokte en voerde dat het een lieve lust was. Toen mijn moeder eens kwam kijken, liet ik haar met de voedseltrommel rammelen. Tot haar grote verrassing vielen veertig kleine stipjes aan het zwerk als evenzovele stenen naar beneden, richting voederblik. Met wat graan op elk van haar handen stond zij – wel wat griezelend, maar ook heel enthousiast – van schouders tot vingertoppen onder de duiven.
Ik had het mooi voor elkaar. Mijn ouders waren dan ook nogal verbaasd toen ik, na hevige onenigheid over huiswerk, uit wraak zei de duiven weg te zullen doen. Dan moesten ze het zelf maar weten! Helaas, ze waren praktisch genoeg om dat inderdaad zelf maar te weten. Mijn moeder zei dat het voer haar toch al veel te duur werd en mijn vader meende dat ik dan meer tijd zou hebben voor mijn huiswerk...

Als u dit leest, weet u al hoe de specialistenacties zijn verlopen. Ik kan voorlopig alleen maar fantaseren. De specialisten verzetten zich tegen plannen van de minister om de ziekenhuizen een grote rol bij hun salariëring te laten spelen en willen tevens het beeld corrigeren als zouden zij graaiers zijn. Ik begreep dat het plan bestaat om vanaf een bepaalde dag nog uitsluitend het hoognodige te doen... Van zo'n bericht moeten toch allerlei organisaties en instanties opveren! Kleine ingrepen die kunnen wachten, worden dan terugverwezen naar de huisarts. Dat komt mooi uit, want in de plannen van de minister is deze uitvoerende huisartsentaak al volledig opgenomen. De frequentie van allerlei controles wordt gehalveerd als het niet nog minder gaat worden. Laat dat nou gewoon zonder problemen blijken te kunnen! De vele infectiegevallen in het ziekenhuis nemen uiteraard af. Het aantal (al dan niet vermijdbare) fouten wordt lager. Er worden minder vaak royale specialistische prescripties uitgeschreven. De dikte van botten wordt alleen nog maar gemeten als het echt nodig is. En vrouwen met een goed verlopende zwangerschap wordt gezegd dat ze maar thuis moeten bevallen... Nog even en ik zit een idealistische beschrijving te geven van wat al jaren voor ogen staat bij een eerste lijn met terughoudendheid hoog in het vaandel: namelijk een tweede lijn waarin alleen maar wordt gedaan wat echt nodig is.

De politieke partijen willen en moeten bezuinigen, dus die zijn hoogst nieuwsgierig naar alles waar we blijkbaar zonder kunnen. De zorgverzekeraars zijn al voor elk specialisme nieuwe, uitgeklede pakketjes aan het voorbereiden. En de mensen? Ach, de mensen zullen aanvankelijk bang zijn dat ze van alles tekortkomen. Maar als de specialisten het lef hebben om even door te zetten en de acties wat langer laten duren, komen we met z'n allen tot de ontdekking dat het met veel minder ook heel goed kan. We krijgen een uitgelezen kans om de specialistenzorg te evalueren. Moet echt alles wat kan? Hebben de mensen niet veel te hoge verwachtingen? Worden de voordelen wel voldoende tegen de nadelen afgewogen? Kunnen veel dingen niet door 'lagere' echelons –dichter bij de patiënt en goedkoper – worden verzorgd?

Eén beoogd doel hebben de specialisten nu al bereikt: door de keuze van hun actievorm hebben zij het beeld dat over hen bestaat gecorrigeerd. Want echte graaiers zouden een dergelijke actie nooit in hun hoofd halen!

Dubbele bodem

We moesten collectief nablijven met onze zesde klas. Waarom weet ik niet meer precies, maar het zal wel zijn geweest omdat wij ons verbeeld hadden heel wat te zijn. Meester Klomp had namelijk een erge hekel aan kinderen die dachten heel wat te zijn. Hij maakte het deze keer wel erg bont, want het was al tegen zessen. Zijn tergende zwijgen, het buiten almaar donkerder worden en de totale onzekerheid over hoe lang het nog ging duren, maakten de sfeer bepaald onheilspellend. Bij de meesten van ons gingen ze om deze tijd thuis al eten... Hoe moest dat nou?

Onze bange mijmeringen en de geladen stilte werden ruw onderbroken doordat de deur met een enorme dreun werd opengesmeten. We schrokken ons te pletter en dat werd er niet beter op toen we in de deuropening de vader van Henkie zagen staan, onze kolenboer. Hij was pikzwart van het kolengruis en zijn ogen schoten vuur. Tegen Henkie schreeuwde hij: 'Naar huis jij, het eten staat al op tafel, verdomme!' Vervolgens liep hij op de meester af en begon deze direct te slaan. 'Ben jij... (pats!) helemaal... (pats!) besodemieterd... (pats!)!' Wij zaten als versteend in onze bankjes tot de kolenboer riep: 'Allemaal naar huis, jullie!' en wij met het hart in onze keel naar huis vlogen.

De politie heeft ons later één voor één gehoord. De zaak is toch maar geseponeerd, want de fantasie van de meesten van ons was met het gebeuren totaal op de loop gegaan. Niet alleen was het aantal klappen vaak vertienvoudigd, er waren ook hele groepen kolenboeren naar binnen gestormd, terwijl ons dorp er toch echt maar één bezat.

Dit alles ter kennismaking met meester Klomp, want eigenlijk wil ik het hebben over een van diens andere eigenaardigheden. Meester Klomp gaf namelijk bij hem thuis privébijles aan leerlingen die in zijn eigen klas niet goed konden meekomen. Dat lijkt aardig, maar voor die bijlessen stuurde hij vervolgens wel een rekening! Veel ouders fronsten hun wenkbrauwen over dit fenomeen, temeer daar op een gegeven moment meer dan de helft van de klas bijles bleek te krijgen. Uit de verhalen van bijgespijkerde vriendjes begreep ik bovendien dat hij alles thuis veel duidelijker uitlegde dan in de klas...

De medisch specialisten lopen weer te hoop omdat de minister van mening is dat hun inkomen wel een paar tonnetjes minder mag. Dat zint ze niet en wie zou dat wél leuk vinden? Ze protesteren echter ook – en fel – tegen de voorstellen omdat ze hierdoor gedwongen zouden worden in een soort dienstverband te gaan werken. Eén hunner had op tv de grootste moeite om uit te leggen waarom dat zo zou zijn en vooral waarom dat nou zo vreselijk is. De NOVA-presentatrice probeerde tot drie keer toe een begrijpelijk antwoord te krijgen. Maar noch zij, noch wij kijkers begrepen er een bal van, want de specialistische spreekbuis had duidelijk belang bij een onduidelijk antwoord.

Het is prachtig dat er mensen bereid zijn langdurige opleidingen te volgen om ons op onze gezondheidswenken te bedienen. Maar wat niet deugt, is de marktwerking. En vergis u niet, die is weliswaar alom tegenwoordig geworden in het nieuwe stelsel, maar die was er daarvoor ook al. Het is nog lang niet zover dat de nascholing dusdanig vrij is van invloeden van de industrie dat wij – medisch gezien – ervan verzekerd kunnen zijn de beste medicijnen te krijgen. Niet zo lang geleden hadden veel huisartsen nog een apotheek aan huis. Als die een bepaald medicijn – met dank voor de portable televisie – wat ondoordacht hadden ingekocht, schreven zij het middel heel doordacht vaker voor wanneer de verloopdatum naderde. En sinds er voor consulten een factuur mag worden gestuurd, is het inkomen van huisartsen nou niet echt gedaald...

Geheel of deels vrijgevestigde specialisten hebben ook alle belang bij de behandelingen die zij voorstellen. En dan hoef je helemaal niet direct aan boevenpraktijken te denken. Maar het is niet helemaal uit te sluiten dat bij het maken van keuzen een al dan niet bewust besef dat een bepaalde behandeling geld in het laatje brengt, de doorslag kan geven. (Ik heb eindeloos aan deze zin gesleuteld, tot ik het, naar mijn gevoel, voorzichtig genoeg gezegd had...)

We moeten toe naar een situatie waarin het inkomen van een arts niet rechtstreeks wordt beïnvloed door zijn of haar beslissingen. Dat geldt voor het voorschrijven van medicijnen, waarop de geraffineerde reclame van de industrie nog altijd veel te veel invloed heeft. Dat geldt evenzeer voor andere beslissingen. Als een patiënt terug moet komen voor controle, moet die de zekerheid hebben dat al zijn gereis en eindeloos gewacht medisch noodzakelijk is. Als een arts voorstelt in te grijpen in plaats van af te wachten, moet je als patiënt voor honderd procent zeker weten dat dit op medische gronden gebeurt. Het ware daarom wenselijk en wijs als alle artsen zich zonder morren in een dienstverband zouden schikken.

Schaamrood

Wij lezen thuis drie kranten en omdat ik tijdens het lezen ervan steeds vaker een licht cholerische reactie vertoon, hakt dat er elke dag weer aardig in. Nee, het gaat niet over mijn pensioen, want mijn pensioenfonds heeft (nog) een redelijke dekkingsgraad. Maar het zijn wél centen, zeg maar rustig euri, die mij steeds opnieuw in staat van opwinding brengen. Laat ik een voorbeeld geven. Een meneer, nee geen patser-van-huis-uit, maar een predikant (58), past niet langer in het bestuur van een zorginstelling. Ik laat even in het midden of dat hele bestuur mesjogge was op onze predikant na of dat de laatste disfunctioneerde en echt niet meer te handhaven was. Feit is dat hij zich (al dan niet vrijwillig) terugtrok. "Fijn Jaap, heel fideel van je. Dan mag jij van ons tot je 65ste je inkomen behouden." Nou ja, denk je dan, dat moet dan maar. Het is geklungel natuurlijk, en het is makkelijk toezeggen als het je eigen geld niet is, maar zo gaat het nou eenmaal op veel plaatsen. Maar dan komt dat jaarinkomen van de man in de krant: royaal meer dan een half miljoen guldens... (Als ik me erger omdat iets te duur is, reken ik liever in guldens om mijn punt te maken....) De rollater wordt straks niet meer vergoed, voor (het koekje bij) de koffie moet je extra betalen, een warm washandje is alleen na bijbetaling nog te krijgen en hulp bij het wassen van de rug is nog slechts voor mensen weggelegd wier pensioen niet alleen nooit wordt gekort, maar wel steeds ruimhartig is geïndexeerd, enzovoort. Het lijkt mij voor elke bestuurder in de gezondheidszorg (of waarin dan ook overigens) sowieso al heel moeilijk uit te leggen waarom hij of zij vele tonnen moet verdienen. Maar hoe durven allerlei bestuurders bijna elke dag weer – meestal ook nog eens na disfunctioneren! – in vredesnaam bakken met onverdiend geld aan te nemen, terwijl de mensen voor wie zij niet in staat waren goed te besturen, zich allerlei noodzakelijke dingen moeten ontzeggen. Voor €.200,-, zo leert internet mij, heb je een nette doorsnee rollator. Van de diamanten handdruk van die meneer uit mijn voorbeeld hadden in totaal 9030 (zegge: negen duizend en dertig) mensen gratis bij een loket zo'n rollator kunnen afhalen! Zal hij zich dat realiseren als hij weer op de driezitsbank zit te simpen dat het allemaal zo onrechtvaardig is...? "Zeg nou zelf, Lien, is die Koos nou zoveel beter dan ik? Nou, maar die mag toevallig wel blijven zitten...!" Wim Kan vroeg ooit aan een oud-minister wat hij had moeten doen om dat lintje op z'n revers te verdienen.

De ridder antwoordde: "Niets, maar zéér langdurig achtereen!"
Het nieuwe kabinet, dat er misschien als u dit leest eindelijk is, moet hevig
gaan snijden in de kosten voor de gezondheidszorg. Rechts als het lijkt te
worden, zal haar aandacht niet in eerste instantie uitgaan naar de inkomens van
de bestuurders. Maar moeten deze zelf niet eens een congres beleggen, hand in
eigen boezem steken en de ontwikkeling van de laatste tien jaren terugdraaien.
Sinds de invoering van de euro zijn in elk geval in twee sectoren de tarieven
meer dan verdubbeld: in de horeca en in het bestuur. Eet smakelijk!

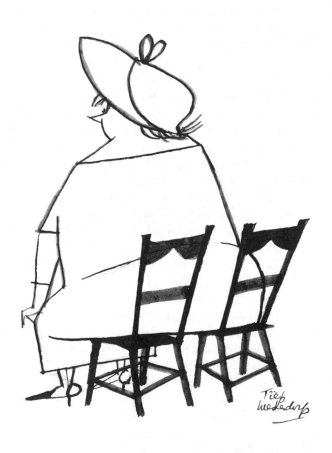

Hansje in Gezonderland

Hansje kon zijn ogen niet geloven. Wat stonden hier toch een prachtige apparaten allemaal! Het ene toestel glom nog mooier dan het andere of het zag er zó ingewikkeld uit dat het belang er aan alle kanten vanaf spatte. Dat was hem eerder nooit zo opgevallen...
En dan al die geleerde dames en heren in hun witte jassen. Wat praatten zij bijzonder... soms zelfs in het Latijn! Hansje durfde bijna geen stap meer te zetten op wat hij toch wel een beetje als gewijde grond begon te ervaren. Zouden die dames en heren wel bereid zijn om naar hem, piepeltje, te luisteren en, beter nog, hem van zijn klachten af willen helpen?

Voor Hansje het allemaal goed en wel doorhad, zat hij al in een nis die als wachtkamer dienst deed voor zich uit te staren, met in zijn hand een mapje met een ponskaartje. Na een halfuur werd zijn naam geroepen door een aardig ogende dame. 'Komt u met mij mee?', vroeg ze, haar ene arm uitspreidend als een verkeersbord om de juiste richting aan te geven. Zwijgend volgde Hansje die aanwijzing en zo kwam hij in een klein kamertje. Tot dan toe ging alles goed. Hij hing zijn jas aan de kapstok en zijn colbert over de rugleuning van zijn stoel. 'Wat kan ik voor u doen?', vroeg de aardige dermatologe – want dat was die mevrouw – en ze keek Hansje vertrouwenwekkend aan. Hij kon bijna geen adem meer krijgen en zei met droge mond: 'Ik heb al twintig weken een ontzettend grote open wond aan mijn onderbeen...' 'Dan gaan we eerst eens even kijken!' zei ze voortvarend. De wond werd, met behulp van een zuster en veel fysiologisch zout, voorzichtig uitgepakt. 'Zo, da's niet zo mooi!', riep ze meelevend uit. Dat was het duwtje dat Hansje net nodig had, of, liever gezegd, dat hij nu net niét nodig had, want hij begon hartverscheurend te huilen. Tussen de uithalen door kreeg de aardige dame stukje bij beetje zijn (ziekte) geschiedenis te horen. Hoe Hansje acht maanden geleden nog een hele HANS was, die leiding gaf aan een heus bedrijf. Hoe hij zijn been had gestoten en daardoor een rode vlek was ontstaan. Hoe het rode plekje twee maanden later zwart en enorm pijnlijk werd, en dat hij het toen – met z'n stomme kop – had opengemaakt. En hoe hem was geadviseerd ermee in zee te gaan, waarna er wondroos was ontstaan en de ellende pas echt was begonnen. Hoe de plastisch chirurg hem tweemaal daags Eusol had voorgeschreven, chloor met paraffine dus. Hoe na een week pijn en een groeiende wond werd geadviseerd daar nog maar eens twee weken mee door te gaan en later nog eens vier weken, hoe hard Hansje ook jammerde over de pijn door de chloor. Hoe de wond toen vijf keer zo groot was geworden en opereren onvermijdelijk(?) bleek. Hoe de pijn inmiddels ondraaglijk was geworden en de opiaten hem op de rand van het delirium brachten. Hoe vervolgens de operatie maar voor 20% slaagde en het consigne van de chirurg luidde om de wond goed aan de lucht laten drogen en deze alleen 's nachts te verbinden. Hoe tijdens de controle werd gezegd dat zo'n grote wond natuurlijk niet zomaar aan de open lucht mocht drogen. Hoe uit de labuitslagen bleek dat de wond schoon was, maar de wonddeskundige zei dat er geheid een bacterie in zat. Hoe men in een ziekenhuis had gezegd dat er een week jodiumverband op moest en dat dit volgens een second opinion maar drie dagen had gemogen, want dat er droog gaas met zilver op moest. (En by the way: hoe kwam die wond zo groot? Zeven weken Eusol?) Hoe de dermatologen elkaar over dit geblunder gingen vertellen. (Hoe was het in godsnaam mogelijk? Dat spul vreet al de huid rond de wond weg! Hooguit een week, maar liever helemaal niet...!) Hoe de thuiszorg zijn been nu elke dag verbond, maar dat de genezing in vijf weken niets was gevorderd. (Logisch, zei de kliniek, als je niet zwachtelt, krijg je het oedeem niet weg en zal het nooit genezen. Vanaf toen zwachtelen dus.) Hoe er door alle medicijnen, de pijn en alle tegenstrijdige adviezen en behandelingen niets meer van eerdergenoemde HANS over was, en dat hij zelfs niet meer durfde te gaan slapen als er geen nachtlampje bleef branden...

De dermatologe sloeg een arm om Hansjes schouders. Zij wist dat de peau de miroir van de ziel was en begreep dat er van die ziel en de bezitter daarvan niet veel meer over was. 'Lieverd, wat kan ik voor je doen?' vroeg ze, half onthutst, half meelevend.
Hansje keek haar met grote rode ogen aan. Zijn ogen zwierven langs alle dozen met spullen, langs de scharen en pincetten en de glimmende apparaten, keken haar toen weer aan en hij stamelde: 'Wilt u gewoon zeggen dat u het ook niet meer weet...?! Want uw collega's zeggen toch weer wat anders!'

Juli 2011

Foutmelding..!

Dit stukje, dat u – naar ik hoop – leest onder zomerse omstandigheden, schrijf ik in de maand van de herinneringen aan de oorlog. Ik heb Der Untergang en Schindler's List weer tot mij genomen en ben dus helemaal in de stemming om uit de kast te komen... Ik was *fout* in de oorlog! Dat kwam zo. Wij woonden recht tegenover een nonnenklooster, dat door de Duitsers was gevorderd. Ik zie de nonnen nóg met gebogen hoofden als een lange rij pinguïns het gebouw verlaten. Toen de nieuwe bewoners kwamen, stond ik (zes jaar oud) bij het grote toegangshek. Het was een indrukwekkend leger van voertuigen en soldaten, voorafgegaan door de baas van het spul op een paard. Bij het hek hield hij halt en keek mij vanuit de hoogte indringend aan. Vervolgens gaf hij een van de soldaten opdracht mij voor hem op het paard te tillen. Zo reden wij samen het royale grindpad op naar de deur. Ik werd afgeladen en mee naar binnen genomen.

In de grote kamer (waarin ik mij later als misdienaar zou omkleden!) liet hij foto's zien van zijn zoontje. De gelijkenis met mij was frappant. Hij heette Heinz, net als zijn vader, en ik Hans. Hij had helblonde krulletjes en blauwe ogen, net als zijn vader en... net als ik. Kortom, es klickte en ik was voor de rest van de oorlog zijn Ersatz Sönchen. Dat legde mij geen windeieren, want ik was het enige jongetje in het dorp dat echt snoep had en verder bezat ik alles wat ik nodig had om mij op Heinz' kantoor elke dag opnieuw te vermaken. Mijn moeder was er minder gelukkig mee. Een van de kapsters in haar salon was verloofd met een Duitser, dus wij hadden de vijand in huis. Mij verbieden naar de overkant te gaan was dus geen optie. Wel toonde mijn moeder zich een ware verzetsheldin door elke middag vanaf vijf uur onafgebroken de deur van het klooster (of de kazerne?) in de gaten te houden. Zodra ik daar – elke dag weer! – met een brood onder elke arm uit kwam stappen, rende mijn moeder mij tegemoet om te zeggen dat ik de broden terug moest brengen. Lachend werden deze dan weer ingenomen. Men kon het dagelijkse ritueel wel waarderen, kennelijk. Ik begreep het niet helemaal, omdat ik het bewuste brood tussen de middag Heinz ook at en daardoor minder trek had in de tulpenbollen die mij thuis, op een bedje van suikerbietenmousse, werden voorgezet. Maar dit terzijde. Enig licht ging bij mij pas branden toen ik met Kerstmis werd uitgenodigd om te blijven voor het diner. Ik kwam daar in een zaal vol zingende (en naar ik nu aanneem zuipende) Duitsers, die allemaal een waanzinnig groot stuk vlees op hun bord hadden liggen. Dat dit van geen kant deugde, begreep zelfs ik. Ik draaide mij om en ben zonder iets te zeggen naar de wacht bij de deur gelopen met de vraag mij eruit te laten.

U zult begrijpen dat deze 'foutmelding' mij enorm heeft opgelucht. Zouden medisch specialisten daar nou nooit eens behoefte aan hebben? Aan gewoon toegeven dat ze een fout hebben gemaakt, of, voor mijn part, dat iets huns ondanks 'fout is gegaan'? De vele behandelaars die ik de laatste tijd ontmoet, mijn medische staf zeg maar, melden steeds opnieuw dat ik het niet tref, vooral niet wanneer het om ingrepen door collegae gaat. Ik begon ook al te denken dat ik op de een of andere manier ellende aantrok, maar een terloops groepsgesprek met mijn veertien medepatiënten in de zuurstoftank van het AMC leerde mij anders. In welk ziekenhuis men ook was of werd behandeld, de lijst met brokken week niet af van die van de anderen, inclusief die van mij. Als ze dat gesprek van vijftien minuten integraal op tv zouden hebben uitgezonden, waren in één klap alle overschrijdingen in de gezondheidszorg verleden tijd. Wonderlijk genoeg voelden wij ons verbonden en tevreden met ons lotgenootschap, terwijl het meer voor de hand had gelegen dat daar de kiem was gelegd voor een opstand waar de Arabische wereld nog wat van kan leren.

De Nederlandse gezondheidszorg is natuurlijk van grote kwaliteit. Ik zou in vrijwel geen ander land in een ziekenhuis durven liggen of een naald in mijn aderen geduwd willen krijgen. Maar waarom gaat er dan toch zo vaak iets fout? De belangrijkste reden is, denk ik, de geringe openheid over de risico's. Vrijwel geen enkele behandeling of medicatie is zonder risico's. Als daar meer openheid over zou zijn, heb je het niet meer over een fout, maar over het spijtige feit dat de statistiek in je nadeel is uitgevallen. Dat zou dan ook minder vaak gebeuren, want geconfronteerd met de risico's zouden vele mensen van behandelingen afzien. De tweede reden is de onuitroeibare dadendrang van nogal wat dokters. In veel gevallen zijn twee handen op de rug de beste behandelaars.

De medische wereld vervrouwelijkt. Een goed teken! Veel eigenschappen van een goede arts zijn 'vrouwelijke' eigenschappen. Die kan een man ook hebben, maar de kans dat een vrouw die méér heeft, is in de meeste gevallen groter.

Taai ongerief...

Als kleine jongens werden wij in een teil gewassen; een badkamer of douche was er niet. Op zaterdag werd in een grote ketel in de keuken het water heet gestookt. Achtereenvolgens moesten er dan vijf kinderen 'in bad'. Dat betekende dat het water voor het eerste kind gloeiend heet moest zijn, wilde er voor het laatste nog enigszins warm water overblijven. Omdat ik naar pianoles moest, was ik als eerste aan de beurt. Ik had dus altijd schoon, maar gloeiendheet water. Ik kan mij niet herinneren ooit zonder dreigementen in de teil te zijn gestapt. Na tien seconden had ik dan door eerstegraads verbrandingen vuurrode kousen aan. Na tien minuten stond ik, inmiddels van top tot teen vuurrood, weer naast de teil. Het ergste moest dan echter nog komen. Zowel mijn ondergoed als matrozenpak waren door mijn moeder eigenhandig gebreid van een naar soort schapenwol. Zestig jaar later bezorgt het typen van deze regels mij nog altijd kippenvel!

Tussen mij en hinderlijke kleding is het later nooit meer goed gekomen. Toen ik werd opgeroepen voor herhaling van de militaire dienst heb ik zo veel nachten panisch liggen woelen over die vreselijke uniformstof dat ik mij in arren moede tot de legerleiding heb gewend met de mededeling dat ik een 'uniform-allergie' had. Ze hadden duidelijk geen zin in gezeur, want twee dagen later al kreeg ik het verzoek de plunjezak met legerspullen retour te zenden. Verder heb ik mij vaak impopulair gemaakt door ook als dat 'vereist' was niet in smoking of jacquet te verschijnen.
In Taai ongerief heeft Theo Thijssen de kledingellende uit zijn jeugd beeldend beschreven. Nooit heb ik mij bij het lezen van een boek zo goed begrepen gevoeld.

Bij taai ongerief zullen wij vandaag de dag niet snel meer aan ondergoed denken. Mijmerend op een mediterraan terras bedenk ik dat ik de term steeds beter vindt passen bij het ouder worden en misschien ook wel bij het vergrijzingsprobleem. Ik zie er nog altijd veel jonger uit dan mijn grootvader en mijn vader, die ik allebei in leeftijd allang ben gepasseerd. Toch word ik overal – en terecht – bij de bejaarden gerekend. En wij bejaarden worden een ernstig probleem. Er zijn nomadenstammen bij wie, als de stam aan het eind van een seizoen weer verder trekt, ouderen bepalen of zij deze keer nog meegaan dan wel besluiten om met een weekje proviand achter te blijven en daarmee de dood onder ogen te zien. Ze willen wellicht niet dood, maar voor alles willen ze de anderen niet tot last zijn. Je moet er toch niet aan denken dat je besluit nog mee te gaan en dat je dan vanuit alle tenten van die blikken toegeworpen krijgt van: oh, jij dacht nog wel van nut te kunnen wezen? In Japan hebben bejaarden aangeboden te helpen bij het reinigen van de rampzalige kerninstallaties. Wij gaan toch dood, redeneren ze, dan kunnen we misschien nog iets betekenen voor de toekomst van onze kleinkinderen. Dat zie ik ons, Nederlandse bejaarden, nog niet zo snel zeggen!

Van alle kosten in de gezondheidszorg die wij in ons leven veroorzaken, maken we het grootste deel in onze laatste jaren. Er is weer een bezuinigingsronde gaande. Ziekenhuizen moeten uiteraard goedkoper gaan werken en het basispakket wordt weer wat verder uitgekleed. Op dat laatste lijkt mij de uitdrukking 'goedkoop is duurkoop' erg van toepassing. Allerlei – misschien nutteloze maar populaire en vaak niet erg dure – voorzieningen worden eruit gehaald. Dat betekent dat patiënten naar alternatieven gaan zoeken, zoals bezoekjes aan specialisten. Dat zal in de meeste gevallen tot kostenverhoging leiden.

Wordt er wel ergens systematisch overwogen hoe lang een bejaarde recht heeft op bepaalde behandelingen? Een index opstellen voor het vaststellen van de actuele leeftijd van een persoon en/of lichaam moet geen probleem zijn. Dan kunnen we vervolgens bepalen voor welke herstel-, genezings- en of aanpassingsvoorzieningen bij welke leeftijd de maatschappij nog wil opdraaien. Onze skeletten en organen lijken mij er niet op gebouwd om meer dan tachtig, negentig jaar mee te gaan. Moeten we ons daar maar niet eens bij neerleggen? Daar lijken reëlere winsten mee te boeken dan met het geschraap in de voorzieningen voor productieve mensen.

Ik kijk er niet naar uit, maar voel dat er een tijd komt waarop ik moet afzien van de geboden mogelijkheden om aldus voldoende ruimte te laten voor wie na mij komt. Dan ben je goed af als je rijk bent, zult u zeggen, want dan kun je de voorzieningen zelf betalen. Dat is zo, maar je bent sowieso al beter af als je niet arm bent, omdat je dan aanzienlijk ouder wordt. En het is maar zeer de vraag of de jaren die je aan je leven nog weet toe te voegen door je portemonnee te trekken, je nou werkelijk zoveel extra vreugde zullen geven...

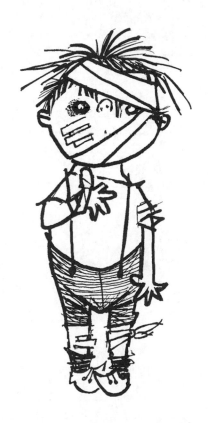

E